DE LA

DURÉE DE LA VITALITÉ

DES TISSUS

ET

DES CONDITIONS D'ADHÉRENCE

DES

RESTITUTIONS ET TRANSPLANTATIONS CUTANÉES

INTRODUCTION

Lorsque, au commencement de l'année 1872, nous fîmes le choix du sujet de notre dissertation inaugurale, notre intention était d'écrire l'histoire complète des restitutions et transplantations de lambeaux cutanés totalement séparés, tant sur plaie bourgeonnante que sur plaie saignante. C'était vouloir traiter toutes les variétés de greffes pratiquées sur l'homme ou sur les animaux, quelles que soient l'épaisseur, la grandeur ou la provenance du lambeau.

A peine à l'œuvre, cette étude nous parut bien vaste : d'une part, la greffe dermique et la greffe cutanée sur surface bourgeonnante donnent lieu, quoique de date récente, à de nombreuses considérations. En effet, ces deux variétés diffèrent et par leurs chances de réussite, et par leur mode d'action, et par leur résultat thérapeutique. D'autre part, la greffe cutanée sur surface saignante présente, avec la variété cutanée sur plaie bour-

DE LA

DURÉE DE LA VITALITÉ

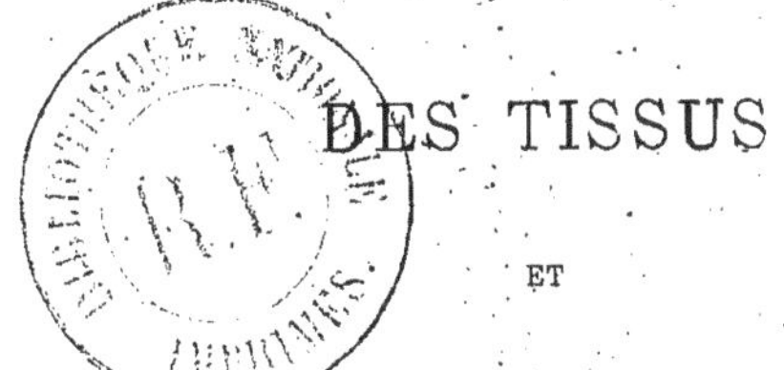

DES TISSUS

ET

DES CONDITIONS D'ADHÉRENCE

DES

RESTITUTIONS ET TRANSPLANTATIONS CUTANÉES

(GREFFES ANIMALES)

PAR

LE Dr GEORGES MARTIN

PARIS
ADRIEN DELAHAYE, LIBRAIRE-EDITEUR
PLACE DE L'ÉCOLE-DE-MÉDECINE

1873

geonnante, quelques points de dissemblance provenant du mode opératoire qu'elle exige, d'une facilité plus grande à l'adhérence et de ce qu'elle remplit des indica tions chirurgicales tout autres.

Ainsi, comme chaque variété de greffe exigeait une description particulière de nature à donner matière à une thèse, nous nous décidâmes, non sans regret, à mettre de côté toute greffe sur plaie saignante : nous aurions eu de nombreuses conclusions à tirer de plus de 700 insertions pratiquées par nous l'année dernière à l'Hôtel-Dieu, dans le service de notre maître, le Dr Cusco, ainsi que dans ceux de MM. Richet et Alphonse Guérin. Il nous parut bon de ne pas traiter en entier l'histoire des greffes sur surface saignante. Ce sujet offrant trop de points insolubles, difficiles à résoudre en totalité dans le laps de temps que nous pouvions consacrer à la préparation de notre thèse, nous avons estimé qu'il serait préférable de diriger nos recherches expérimentales vers la solution d'une des questions les plus importantes.

Nous nous arrêtâmes à l'étude de ces deux questions : 1° *L'étude de la durée de la vitalité des tissus après séparation complète*, étude importante qui doit, dans l'histoire des greffes, précéder toutes les autres, la première condition que doit remplir une partie isolée étant la persistance de la vie.

2° *L'étude des conditions nécessaires à la production de l'adhérence des lambeaux cutanés sur surface saignante.* Aucun point ne nous parut plus digne de fixer notre attention; nous avons institué dans ce but un certain nombre d'expériences au laboratoire de physiologie du Muséum.

Et ici, insistons sur la signification du mot adhérence.

Pour nous, ce mot doit être pris dans sa véritable acception; il représente le premier acte de la coaptation et n'implique en lui-même aucune durée pour l'avenir

Ayant observé plusieurs fois la chute d'un lambeau, après cinq ou six jours d'adhérence bien manifeste, nous avons pensé que les conditions qui amènent l'adhérence ne sont pas les mêmes que celles qui entretiennent sa persistance. Pour obtenir en effet un succès complet, il faut le concours successif de deux ordres de causes différentes, la force physique qui préside à la coaptation organique devenant, à un moment donné, impuissante.

Nous ne comptons traiter dans ce travail que des circonstances dans lesquelles l'acte adhésif se produit, sans nous occuper de celles qui maintiennent durable une réunion effectuée, nous réservant d'exposer dans l'avenir la seconde partie de la question.

Cette méthode de procéder est plus longue, mais certainement plus scientifique. Elle conduira aux insertions sûres et durables. Alors, la plastique chirurgicale comptera dans notre pays une nouvelle méthode qui, dans maintes circonstances, remédiera à l'imperfection et à l'insuffisance des autres méthodes.

Pour établir la durée de la vitalité d'un tissu séparé d'un organisme, les observations de M. Ollier sur le périoste, les expériences de M. Bert sur les queues de rat, et nos propres expériences sur les tissus amputés seront nos matériaux.

Et pour ce qui concerne la détermination des con

tions de l'adhérence, nous nous appuierons tant sur nos expériences que sur celles de nos devanciers.

Nos expériences de greffes cutanées sont au nombre de 38 : 28 sur des chiens, 8 sur des cochons d'Inde, 1 sur un pigeon, 1 sur un canard. Dans toutes ces expériences il y a eu restitution du lambeau, sauf dans 4 cas, où nous avons transplanté sur des chiens des lambeaux provenant d'une amputation (exp. XXIX et XXX), et sur des cochons d'Inde de la peau de chien. (Exp. XXXIII et XXXV.)

Nous n'avons pas cru devoir faire de greffes d'un endroit à un autre d'un même animal ni d'animal à animal de même espèce, les résultats étant identiques à ceux de simples restitutions. En outre, nous n'avons pratiqué que peu d'opérations d'animal à animal d'espèce différente : la dissemblance zoologique serait venue compliquer un problème que nous avions tout intérêt à simplifier.

Quant au résultat, nos expériences peuvent se classer de la manière suivante :

1 succès total et complet sur un canard (exp. I).
1 adhérence totale qui existait encore un mois après, lors de la mort du pigeon (exp. II).
2 adhérences totales paraissant stables; chien mort, six jours après l'opération (exp. XIV et XV).
2 adhérences totales; stabilité incertaine : chien mort dix jours après l'opération (exp. XVII et XVIII).
2 adhérences de courte durée, chute au sixième jour (exp. XXVIII, chien sur chien; et exp. XXIX, lambeau amputé sur chien).
1 adhérence partielle, mais durable, sur chien (exp. IV).
1 adhérence totale sur cochon d'Inde; avoir enlevé le lambeau au sixième jour pour examiner le travail de cicatrisation (exp. XXXVIII).
28 insuccès complets (21 sur chien; 7 sur cobaye).

A côté de ces expériences faites avec des lambeaux de peau, nous placerons trois autres cas où la partie greffée avait une autre provenance.

Doigt amputé inséré sur chien; quelques adhérences qui subsistèrent cinq jours (exp. XXXIX).
Doigt inséré sur chien vingt-quatre heures après l'amputation; insuccès (exp. XL).
Queue de chien remise en place; insuccès (exp. XLI).

Faisons rapidement une revue des matériaux que nous avons pu nous procurer concernant la greffe cutanée.

BARIONIO (1), 8 cas :

6 fois mouton sur mouton, 6 succès.
1 fois vache sur jument, insuccès.
1 fois jument sur vache, insuccès.

GOHIER (2), 5 cas :

1 fois âne sur âne, insuccès.
1 fois mouton sur mouton, insuccès.
2 fois cheval sur cheval, insuccès.
1 fois chien sur chien, insuccès.

WIESMANN (3), 23 cas :

6 fois chien sur chien, 6 insuccès.
6 fois cobaye sur cobaye, 6 insuccès.
3 fois mouton sur mouton, 2 adhérences, 1 insuccès.
2 fois chèvre sur chèvre, 1 adhérence, 1 insuccès.
1 fois âne sur âne, succès.
2 fois pigeon sur pigeon, 1 adhérence partielle, 1 insuccès.
2 fois poulet sur poulet, 1 adhérence, 1 insuccès.

(1) Ueber animalische plastik. Traduction par Bloch, Halberstadt, 1819 ; — Bibl. Brit. T. LIX, p. 68.
(2) Mémoires sur la chirurgie vétérinaire. Lyon. T. I, p. 290.
(3) De coalitu partium a reliquo corpore prorsus dijunctarum. Lepsiæ, 1824.

Dieffenbach (1), 5 cas :

3 fois lapin sur lapin, 3 succès.
2 fois homme sur homme, 2 succès partiels.

Lantilhac (2), 4 cas :

2 fois lapin sur lapin, succès.
2 fois chien sur chien, insuccès.

M. Bert (3), 3 cas :

1 fois rat sur rat, adhérence.
1 fois chat sur rat, adhérence.
1 fois chat sur lapin, adhérence.

Dutrochet (4).

Rhinoplastie; peau de la fesse, succès.

Bunger de Marburg (5).

Rhinoplastie; peau de la cuisse, succès.

Dzondi (de Halle) (6).

Sur nez; peau de la main, insuccès.

Dr Le Fort, 2 observations (7).

Ectropion, peau du bras, insuccès.
Ectropion, peau du bras, succès (8).

(1) Chirurgiscke Erfahrungen besonders über die Wiederherstellung Zerstœrter Theile des menschlichen Korpers nach neuen methoden. Berlin, 1829-1830.

(2) Thèse de Montpellier, 1848.

(3) Greffe animale. Thèse de Paris, 1863.

(4 Blandin. Thèse de concours, 1836; — *Dictionnaire des sciences médicales*, t. XXXVI. Article nez.

(5) Journal de Graefe et de Walhter, t. IV, p. 569.

(6) Mag Rust. t. VI, p. 8.

(7) Société de chirurgie. Séance du 31 janvier 1872; — Gaz Hôpit. n° 7, 1872; — Communication écrite.

(8) Malgré toutes nos recherches bibliographiques, il m'a été impossible de trouver la relation de l'autoplastie faciale, pratiquée par Laugier à l'hôpital Beaujon. Le lambeau complètement détaché a été emprunté à la partie postérieure du tronc. (Communication due à l'obligeance de M. le Dr Panas.)

Ce tableau est loin d'offrir le total de tous les essais de greffes sur surface saignante des auteurs dont nous avions les ouvrages. Nous n'avons cité que les cas dans lesquels nous pouvions trouver quelques renseignements utiles à notre travail.

Ainsi, Dieffenbach, qui a pratiqué un très-grand nombre de greffes cutanées, sur les oiseaux, les lapins, les chiens et sur les hommes, expose ses résultats en moins d'une page (1). M. Bert, qui a tenté 16 transplantations (8 de rat sur rat, 2 de chien sur chien, 1 de rat sur rat, 2 de chat sur lapin et réciproquement), les relate dans vingt lignes à peine.

En outre, d'après les indications bibliographiques que nous possédions, nous n'avons pu trouver la relation de faits attribués à certains expérimentateurs.

D'un autre côté, il nous a été impossible de nous procurer les ouvrages de Percy, Montègre, Juengken, Graefe, Walter, Krimer, qui ont pratiqué un assez grand nombre d'expériences de ce genre.

Enfin, il ne nous était pas permis de faire figurer dans ce tableau les expériences enregistrées nulle part, et dont nous ne connaissions que le résultat final. Comme par exemple celles de M. Alquié de Montpellier (1) qui a expérimenté heureusement un certain nombre

(1) A la dernière heure, nous avons pu nous procurer le fait suivant dont voici le résumé :

Chez une dame, dont le côté gauche était anesthésié, Dieffenbach fait au bras gauche deux excisions de la peau, de la largeur et de la forme d'une pièce de 2 francs, l'une du côté interne et l'autre du côté externe, et il transplante les morceaux en les changeant de place.

Du côté interne, gangrène complète du morceau; au côté externe, gangrène partielle ; mais, malheureusement, le morceau est enlevé avec des pinces avant la cicatrisation. (Journal de Graefe et Walter, vol. VI.)

(2) In thèse Lantilhac, p. 13. Montpellier, 1848.

de fois sur le lapin; et celles de M. Philippeau qui depuis 1863 (1) a obtenu (communication orale) bon nombre d'adhérences et quelques succès, sur le lapin, le chien et la grenouille (2).

Les observations que nous avions à notre disposition, bien qu'assez nombreuses, constituent en réalité des matériaux insuffisants : la plupart ne sont pas complètes;

(1) In Bert. De la greffe animale. Thèse de Paris, p. 71.

(2) D'autres faits ne nous ont pas paru devoir servir de fondement à notre travail, quoique nous les croyions authentiques, pour la plupart. Ce sont :

1° Le fait raconté par Baronio et qui lui fut assuré par le Dr Saucassani : La femme d'un charlatan, nommé Gambacurta, pour montrer l'efficacité d'un onguent, enleva un morceau de chair de sa cuisse, le fit circuler parmi les assistants, le rappliqua, et mit sur le lambeau une couche de son onguent. Le lendemain soir, elle n'avait plus besoin de remèdes. Les notables de Florence constatèrent le fait.

2° Le cas observé par Baronio, lui-même : « J'ai rencontré, dit ce physiologiste, à Rovate, petite ville du comté de Brescia, un charlatan qui vendait un onguent, qu'il nommait onguent de l'armée française, et qui avait la propriété de guérir toutes les plaies. Je dis à ce charlatan, que la vertu de son onguent serait bien plus manifeste s'il voulait couper un morceau de son bras. Alors, ce dernier enleva un grand morceau de peau de la partie interne de son avant-bras, avec une petite partie du muscle radial antérieur, le montra tout ensanglanté aux spectateurs, le remit en place, et appliqua, sur le lambeau, son onguent de l'armée. Huit jours après, ce charlatan parut dans le même endroit, il montra sa peau, et à peine pouvait-on reconnaître l'endroit blessé. » L'auteur ajoute : « L'adhérence eut lieu malgré l'onguent. » Disons que ce sont ces deux faits qui ont porté Baronio à instituer ses expériences sur les moutons.

3° Fait assuré par Savrey : « Deux Suédois, pour se donner un souvenir durable, échangèrent un lambeau de peau de la partie interne de l'avant-bras. »

4° Enfin, le récit suivant : « Je tiens, dit M. Boyer, d'un homme digne d'une confiance absolue, qu'une truie ayant reçu un coup qui lui fit une plaie considérable, un paysan s'avisa de tailler un morceau de lard, selon les dimensions de la plaie, de l'y placer et de l'y maintenir. Ce lambeau se réunit si bien que, peu de temps après, il se couvrit de poil, comme le reste du corps. » Inutile de dire que nous n'avons pas une confiance absolue dans ce récit.

quelques-unes, en fort petit nombre, mentionnent un succès.

Et, pour guider nos pas et nous servir de modèle, il nous fallait un grand nombre de faits terminés heureusement.

Cette double considération nous porta à nous appuyer sur une autre série de faits de même ordre, mais observés sur d'autres parties du corps. Nous voulons nommer les cas de nez, de doigts et d'oreilles où la section intéresse la totalité de la partie.

Ces faits pour la plupart sont longuement racontés et les tentatives de recollement sont fréquemment suivies d'adhérence : adhérence qui s'opère dans toute cette catégorie de faits, sans aucun doute en vertu du même mécanisme et sous l'influence des mêmes conditions.

C'est grâce à ces faits que nous avons pu déterminer une des conditions les plus importantes de l'adhérence. C'est à eux également que nous devons la confirmation d'une autre condition non moins réelle.

Nous sommes parvenu à réunir 74 observations sur les doigts, 35 sur les nez, 8 sur les oreilles.

La plupart de ces faits, nous les avons trouvés dans les journaux scientifiques. Nous en devons 9 à l'obligeance de MM. les Drs Laboulbène, Duplay, Dubrueil, Laborde, Bastien, Smeets de Liège, Immisch de Heidelberg ; de MM. Petit et Cadiat (internes des hôpitaux).

Si ces faits ont pu, à une époque encore peu éloignée de nous, paraître en contradiction avec les données scientifiques, aujourd'hui ils sont entièrement confirmés par les découvertes modernes dues aux travaux de MM. Claude Bernard, Virchow, Bert.

En effet, avec une connaissance exacte de la nutrition intime des tissus avant leur séparation du tronc et de la cicatrisation d'une plaie par première intention, on s'explique aisément la persistance de la vitalité d'une partie isolée et la possibilité qu'a cette dernière de reprendre sa place dans l'association organique à laquelle elle appartient, ou de se créer un nouveau domicile sur un autre organisme.

Et pour expliquer les phénomènes de la nutrition d'une partie isolée, il suffit de se rappeler le mécanisme de cette fonction dans cette même partie avant sa séparation.

I. Le tissu cellulaire est le siége des échanges moléculaires d'où résulte la vie intime de tous les tissus de l'organisme.

II. Les lacunes interfibrillaires que l'histologie révèle dans ce tissu, forment, par leur ensemble, une sorte de réseau dans lequel les principes nutritifs du sang qui s'échappent des capillaires par voie osmotique sont en contact direct avec les éléments anatomiques.

III. Les phénomènes qui ont pour siége ce tissu dérivent de l'activité propre des éléments figurés ; activité qui résulte d'affinités particulières et spécifiques que possède la masse cellulaire pour les sucs nutritifs.

IV. Toute assimilation de la part des cellules a lieu uniquement en vertu de propriétés physiques ou chimiques inconnues dans leur essence ; elle n'exige en aucune façon le concours d'une incitation partant d'un point central.

V. Le système nerveux n'est qu'un modérateur qui

pondère l'évolution régulière des actes des cellules. Sans ce frein, le tissu livré à lui-même présenterait à la moindre occasion un état d'irritation formatrice.

VI. Enfin, le sang qu'à chaque instant le cœur fait pénétrer dans les capillaires n'est indispensable au fonctionnement des cellules que parce que c'est lui qui fournit à ces dernières les matériaux de nutrition.

De même, pour concevoir comment peut s'opérer l'adhérence d'une partie complètement séparée, il suffit d'avoir présent le mécanisme d'une réunion immédiate sur un tout organisé.

I. Les matériaux de la réunion organique proviennent surtout de la prolifération des cellules du tissu conjonctif. On ne saurait admettre que la néoformation ait son point de départ dans les globules rouges du sang. Quant au rôle que jouent dans ce travail les globules blancs, il n'est pas encore parfaitement déterminé.

II. L'instrument tranchant qui divise les tissus, produit du même coup et une paralysie qui prive la partie de son modérateur, et une irritation directe des éléments anatomiques : deux phénomènes que les dernières recherches physiologiques nous ont appris être nécessaires à la production de l'inflammation. Le trouble paralytique ne produit pas à lui seul l'inflammation, il ne détermine qu'une prédisposition locale qui rend le tissu un *locus minoris resistentiæ*. Mais que dans ce tissu, où les actes nutritifs sont augmentés, survienne une irritation quelconque, aussitôt les éléments anatomiques entrent en prolifération.

III. L'inflammation devient adhésive lorsque les deux lèvres de la plaie, étant bien rapprochées, les cellules embryonnaires, résultat de l'irritation traumatique et de la paralysie, se transforment en cellules plasmatiques dont les prolongements s'enchevêtrent et maintiennent la réunion des bords de la plaie.

Avec ces notions, il est facile de comprendre que la séparation ne saurait être une cause de mort immédiate pour la partie ; la vie y est assurée tant que les actes intimes de la cellule et du tissu conjonctif pourront s'effectuer, et ces actes s'effectueront tant qu'il y aura des matériaux nutritifs emmagasinés, ou qu'un agent délétère extérieur ne viendra pas faire cesser la force vitale des éléments anatomiques. Or, si nous laissons de côté la supposition de l'agent délétère qui ne se présente qu'exceptionnellement, nous n'avons qu'à montrer qu'il y a un véritable emmagasinement. D'une part, les sucs nutritifs qui proviennent du sang ne sont pas consommés aussitôt après leur sortie des capillaires, et d'autre part, lors du traumatisme, ils ne s'écoulent pas à la manière du sang, mais restent retenus par capillarité dans les espaces interfasciculaires.

La réserve de ces matériaux, quelque minime qu'elle puisse paraître, est suffisante pour entretenir la vie pendant un temps assez long, car, dans le segment détaché, les actes se réduisent à la nutrition, et il est démontré en physiologie que si les tissus ont besoin de beaucoup de principes nutritifs pour fonctionner, il leur en faut peu pour se nourrir.

En disant, il n'y a qu'un instant, que, dans les segments détachés, les actes se réduisent à la nutrition, nous n'avons entendu faire allusion qu'aux cas où les tissus se trouvent dans les circonstances ordinaires, car, vient-on à placer les tissus séparés dans une série de milieux convenables, on voit que le muscle a conservé sa contractilité, le nerf son excitabilité, les cils vibratils et les spermatozoïdes leurs mouvements.

Le tissu n'a rien perdu des attributs qu'il possédait avant sa séparation, bien plus, il a acquis la propriété qu'engendre sur tout être vivant le traumatisme, celle de se créer les matériaux réparateurs. En effet, le traumatisme qui opère la séquestration produit en même temps et la paralysie et l'irritation des éléments cellulaires. Ainsi la partie acquiert d'emblée, par le fait de la section, les deux conditions intrinsèques en vertu desquelles les tissus entrent en prolifération.

A mesure que la vie de relation est anéantie, la vie végétative prend plus de force, et cette dernière manifestera toute son activité par une formation prodigieuse d'éléments embryonnaires, lorsqu'un milieu extrinsèque convenable lui sera fourni. Ce milieu, ainsi que le prouve l'expérience de Reckinghausen, peut être artificiel, mais, dans cette expérience, les jeunes cellules qui naissent ne sauraient avoir une évolution viable. Il n'en est plus de même lorsqu'on rend au tissu la place qu'il occupait sur un être vivant et que l'on procure au tout certaines conditions.

Alors, sur les deux surfaces rapprochées apparaissent une série de phénomènes d'hypernutrition qui ont pour résultat de restituer à la partie organisée son droit de cité sur un organisme vivant, droit dont le traumatisme l'avait momentanément privé.

DIVISION.

Dans ce travail, comme nous avons déjà eu l'occasion de le dire, nous ne devons étudier que deux points de l'histoire des greffes.

Dans un premier chapitre, nous chercherons à déterminer la durée de la vie des tissus après leur séparation complète d'un organisme, et les circonstances qui peuvent déterminer ou augmenter cette durée.

Dans un deuxième chapitre, nous étudierons les conditions nécessaires a la manifestation des actes adhésifs sur des plaies encore vives, de lambeaux cutanés sans pédicule, que ces lambeaux soient de simples restitutions. ou des transplantations provenant du même animal, ou d'un animal d'une espèce plus ou moins éloignée.

L'expérience nous ayant révélé trois conditions dont le concours est indispensable à l'adhérence, ce chapitre comprendra aussi trois paragraphes.

En les rangeant dans l'ordre de leur importance, nous exposerons :

1° Influence d'une texture serrée,

2° Influence de la chaleur,

3° Influence de la compression.

D autres conditions peuvent être avantageuses; on nous permettra de les négliger ; celles-là sont les principales ; elles assurent le succès de l'adhérence : l'adhérence se bornant pour nous (qu'on nous permette de le répéter) au premier travail organique, sans signifie une adhésion définitive, qui ne survient que plus tard, en vertu de conditions différentes.

Nous regrettons de ne pas être à même de fixer ces dernières, notre travail d'analyse eût été complet et dès lors une synthèse devenait possible avec toutes les conséquences qui en découlent pour l'art plastique.

Enfin, dans un troisième chapitre, nous résumerons les points les plus importants, et nous attirerons l'attention sur les déductions pratiques.

Suivront :

A. Nos expériences.

B. Les faits traduits de langues étrangères.

C. Les faits inédits.

D. L'indication bibliographique de tous les cas (nez, doigt, oreille) consignés dans les journaux français, et sur lesquels nous nous sommes appuyés.

CHAPITRE PREMIER

DURÉE DE LA VITALITÉ DES TISSUS.

Si jamais une pratique chirurgicale a été dominée pendant des siècles par les idées philosophiques, c'est bien celle qui a pour objet la réunion à un corps vivant de parties entièrement séparées. Dans la conviction que ces dernières étaient vouées à une mort certaine, aussitôt que le traumatisme venait de faire cesser sur elles la puissance de la force vitale unique qui tenait sous sa dépendance toutes les molécules de l'organisme, on n'essayait pas de restituer à une région un organe totalement isolé ou de le remplacer par un emprunt immédiat et total. Mais, dès que les théories préconçues eurent cédé la place aux déductions tirées de l'observation, on reconnut que les tissus détachés du reste du corps n'étaient pas immédiatement privés de toute influence vitale et qu'il était possible pendant un certain laps de temps de tenter leur réunion.

Dès lors la première question qui se présente à l'esprit lorsque, sur un être vivant, on se propose d'appliquer une partie qui a appartenu à cet être ou qui provient d'un autre organisme, c'est de savoir pendant combien de temps cette partie conserve sa vitalité, et par suite la faculté de contracter adhérence.

On ne peut résoudre le problème par la seule considération de l'état physique de cette partie. Agissant de la sorte, on est toujours porté à regarder ce tronçon comme incapable d'être le siége du moindre phénomène vital.

A peine quelques minutes se sont-elles écoulées depuis le moment de la séparation, que la partie se refroidit, prend une teinte blanchâtre semblable à la cire, et, en un mot paraît présenter tous les attributs d'un tissu mort. Cependant, malgré cette apparence, ainsi que l'expérience l'a démontré, la vie réside dans ce tissu et y persistera même encore pendant bien des heures.

Alors, on a eu l'idée de chercher des preuves de vie dans certaines propriétés physiologiques, propriétés constatées dans la partie après la mort générale, comme la rougeur et la congestion des membranes muqueuses, l'exhalaison des séreuses, les mouvements vermiculaires des intestins, les contractions du cœur, la persistance de la vie d'un fœtus quelques heures après la mort de la mère, et surtout la croissance des poils. Mais les différentes notions puisées dans l'observation de ces faits n'étaient pas des raisons suffisantes, de nature à éclaircir entièrement la question.

Le seul moyen qui eût pu faire juger de la persistance de la vie aurait été la détermination de la persistance de la contractilité musculaire mise en jeu par les courants électriques. Or, des observations nous prouvent qu'on les mit en usage, mais au lieu d'employer une électricité modérée, on faisait agir des courants qui par leur intensité, aussitôt après les premières explorations, détruisaient la propriété contractile.

Enfin, on n'arriva à déterminer d'une manière positive la longévité d'un tissu et par conséquent le temps pendant lequel l'adhérence est possible, que le jour où l'on songea à étudier directement la question, en plaçant les tissus dans des conditions où l'adhérence pouvait se manifester. Et les conclusions auxquelles l'on parvint ne sont pas de celles qu'on peut supposer avant expérimentation ; ce n'est plus, en effet, par minutes qu'il faut compter la durée de la vie dans un tissu séparé, mais par heures, et plus souvent par jours.

L'étude de cette question doit être faite avec méthode; voici le plan que nous nous proposons de suivre :

A. Faire connaître les résultats obtenus par les divers expérimentateurs ;

B. Leurs manières d'opérer;

C. L'exposition des faits;

D. Les conditions de la persistance de la vie ;

E. L'analyse des moyens que l'on suppose propres à déterminer son existence dans un tissu que l'on se propose de greffer.

A. *Résultats obtenus par les divers expérimentateurs.*

M. Ollier a fait reprendre sur des lapins une série de lambeaux de périoste de lapins morts depuis des temps variables. La limite extrême signalée par ce chirurgien est de vingt-cinq heures. Nous ne pouvons pas dire au juste le nombre d'expériences faites dans cette dernière condition, mais nous en trouvons quatre publiées dans son Traité de la régénération des os. (T. Ier, page 417.) Deux lambeaux de périoste d'un animal mort depuis vingt-cinq heures conservés à une température de 1° ; deux autres de même nature, conservés à une température variant entre + 5° et + 10°, ont contracté adhérence sur un autre lapin.

M. Bert (1) a greffé une queue de rat séparée depuis cinq heures et conservée dans un tube bouché pen-

(1) Vitalité des tissus. 1866.

dant trois heures et demie, et maintenue à la température de + 30° ;

Une queue de rat conservée dans un tube bouché pendant sept heures et demie, et maintenue à la température de + 32° ;

Une queue de rat conservée dans un tube bouché pendant dix-sept heures à une température de + 20° à + 22° ;

Deux queues de rat séparées, l'une depuis vingt-deux heures, l'autre depuis vingt-six heures, et conservées à l'air libre à la température de + 12° ;

Quatre queues de rat renfermées dans un tube, renversé sur l'eau, et conservées pendant quarante-huit heures à la température de + 11° ;

Une queue de rat, renfermée dans un tube bouché, et conservée pendant soixante-douze heures à la température de + 7° à + 8° ;

Une queue de rat, renfermée dans un tube bien bouché et qu'elle remplissait presque complètement, et conservée pendant cent soixante-quatre heures à la température de + 12°.

Ce même expérimentateur a constaté des résultats négatifs dans les cas suivants :

Une queue de rat, conservée dans un tube bouché depuis quarante-sept heures, à la température de + 25° à + 30° ;

Une queue de rat conservée dans une petit tube, bien bouché depuis douze jours, à la température de + 12°.

Les limites de vitalité auxquelles nous sommes parvenu en expérimentant sur des lambeaux de peau humaine, sont les suivantes :

Cent huit heures à l'air libre et à l'air confiné, à une température voisine de zéro ;

Quatre-vingt-quatre heures à l'air libre et quatre-vingt-seize heures à l'air confiné, à une température de + 6° ;

Soixante-douze heures à l'air libre et quatre-vingt-quatre heures à l'air confiné, à une température de + 12° ;

Soixante heures à l'air libre et soixante-douze heures à l'air confiné, à une température de + 15° ;

Trente-six heures à l'air libre et à l'air confiné, à une température de + 20° ;

Six heures à l'air libre et douze heures à l'air confiné, à la température de + 28°.

B. *Manière d'opérer.*

M. Ollier a constaté ces résultats en insérant des lambeaux de périoste dans le tissu cellulaire sous-cutané ou intra-musculaire : M. Bert, en transplantant des queues de rat dans le tissu cellulaire sous-cutané d'un animal de même espèce.

Nous plaçant au point de vue chirurgical, nous avons expérimenté dans le but de savoir si la longévité constatée pour le périoste et les autres tissus est également une propriété de la peau humaine et en général des téguments des animaux auxquels on peut emprunter des lambeaux anaplastiques. En outre, comme les expériences de MM. Bert et Ollier ne prouvaient qu'une seule chose, le succès dans les conditions où ils avaient opéré, sans nous indiquer d'une manière certaine la limite de la vitalité, nous avons cherché à préciser ce dernier point.

Avant de donner le résumé de nos expériences, nous allons décrire, en quelques mots, notre manière de procéder. Tout d'abord, nous commençons par débarrasser la plaie bourgeonnante, devant recevoir la greffe, de la couche de pus qui, dans la majorité des cas, la recouvre, ce que l'on fait au moyen d'une compresse longuette tenue par ses extrémités, et la partie médiane appliquée sur la plaie. On a soin d'exercer une pression légère et uniforme, incapable de faire saigner les bourgeons. Si, en opérant ainsi, nous nous écartons du précepte donné par nos maîtres, de ne jamais toucher à la surface d'une plaie, c'est que nous croyons utile de mettre la greffe en contact direct avec la surface des bourgeons, surtout quand on fait des greffes de plusieurs centimètres de diamètre. Puis, on dispose de cette manière le lambeau sur la plaie avec une épingle légèrement recourbée à sa pointe, on fait sortir les angles ou les bords retournés sur eux-mêmes. Comme moyen contentif, nous nous servons de bandelettes de diachylon dont la partie médiane est appliquée directement sur la parcelle transplantée; de la sorte, on est moins exposé à déplacer cette dernière de l'endroit choisi, et il est aisé d'exercer une légère compression. Après avoir appliqué un bandage compressif partant de l'extrémité du membre, afin d'éviter tout étranglement de la part des bandelettes, nous entourons le tout d'une couche de ouate, dans le but de maintenir la plaie et le tissu enté sous l'influence d'une température constante et élevée, et nous plaçons le membre dans un appareil hyponarthécique.

Nous avons opéré, ainsi qu'on vient de le voir, sur des plaies bourgeonnantes. Nous pensons que les résultats seraient absolument identiques sur des tissus cruentés : la surface d'une plaie n'était ici qu'un milieu propre à nous révéler l'état de vie ou de mort du lambeau.

Du reste, dans une étude où l'on ne se propose de découvrir *l'être* d'un tissu que par ses *manières d'être*, on peut s'écarter du précepte de physiologie qui, dans toute constatation de phénomènes, enjoint de prendre en considération le lieu de sa manifestation ; peu importe, en effet, la nature du tissu qui reçoit le lambeau, pourvu qu'on ait acquis la conviction, par des insertions antérieures ou mieux concomitantes, que ce tissu est apte à recevoir des greffes.

C. *Exposition des faits.*

Sous forme de tableau nous réunissons 343 opérations de greffes qui font l'objet de 60 observations personnelles (1).

A. Observations faites avec des lambeaux conservés à une température voisine de zéro.

1° A L'AIR LIBRE.

α. *Succès.*

Obs. I.— Le 12 novembre, avoir mis sur un ulcère variqueux 4 greffes dermo-épidermiques conservées pendant soixante-douze heures à l'air, à une température voisine de + 2° et + 4°. Adhérence de 3 greffes.

Obs. II.— Le lendemain, sur un autre ulcère avoir mis 3 greffes conservées dans les mêmes conditions et séparées depuis quatre-vingt-seize heures. Adhérence de 3 greffes.

(1) Qu'il nous soit permis ici de remercier notre ami, M. Ozenne, du concours obligeant qu'il nous a prêté pour l'exécution de ces opérations.

β. *Insuccès.*

Obs. III. — Le 14. Ayant voulu porter la durée de l'isolement à cent huit heures pour 5 greffes dont le mode de conservation a été le même que pour les deux expériences précédentes, nous avons échoué complètement. Les 2 greffes dermo-épidermiques appliquées sur l'ulcère aussitôt leur séparation ont réussi.

Obs. IV. — Le soir du même jour, avoir greffé 2 greffes semblables datant de cent quinze heures. Insuccès. Adhérence des 3 greffes dermo-épidermiques récentes appliquées pour savoir si l'insuccès probable tiendrait à l'âge des greffes ou à la nature de l'ulcère.

2° confinées dans un tube.

α. *Succès.*

Obs. V. — Le 14 octobre, avoir placé pendant cent huit heures dans la glacière de l'Hôtel-Dieu, 5 greffes dermo-épidermiques prises sur un malade et conservées dans un petit tube en verre bien bouché ; 3 greffes contractent adhérence ; c'est ce que l'on constate 24 heures après l'opération.

β. *Insuccès.*

Obs. VI. — Le lendemain, 3 greffes de même origine et conservées de la même manière, mais pendant 120 heures, échouent, tandis que 3 greffes dermo-épidermiques récentes sur 5 réussissent.

Obs. VII. — Le 22. Je répète l'expérience précédente et j'ai exactement le même résultat. L'ulcère était propre à recevoir les greffes récentes.

B. Observations faites avec des lambeaux conservés à une température voisine de + 6°

1° a l'air libre.

α. *Succès.*

Obs. VIII. — Le 14 novembre, avoir mis sur un ulcère 3 lambeaux de peau de chien mesurant chacun 2 centimètres de côté, et conservés pendant soixante heures dans une assiette, à l'air libre ; au bout de quarante-huit heures, je constate l'adhérence des 3 lambeaux qui subsiste pendant trois jours.

Obs. IX. — Le 18. Application de 5 greffes mesurant environ 16 millimètres de côté et comprenant les deux tiers de l'épaisseur de la peau. Le tégument provenait d'une opération pratiquée par M. Cruveilhier quatre-vingts heures auparavant. 5 adhérences.

Obs. X. — Le même jour, deux heures après l'expérience précédente, sur un autre sujet, avoir fait 2 greffes dermo-épidermiques provenant de la même amputation. Succès dans les 2 cas.

β. *Insuccès.*

Obs. XI. — Le 19. 5 greffes dermo-épidermiques prises sur le membre amputé le 14, par conséquent quatre-vingt-seize heures après l'amputation et conservées à une température voisine de +6°; restent sans s'unir aux bourgeons qui avaient très-bon aspect. Du reste il y a eu adhérence de 8 greffes cutanées mesurant en moyenne 1 centimètre et prises sur un membre amputé la veille par M. Alphonse Guérin.

2° CONFINÉES DANS UN TUBE.

α. *Succès.*

Obs. XII. — Le 14. Avoir mis sur une plaie bourgeonnante, résultat d'un traumatisme, 3 greffes dermo-épidermiques prises sur le sujet et conservées pendant soixante heures dans un petit tube à une température variant entre + 6° et + 7°. Adhérence des 3 greffes.

Obs. XIII. — Le 19. Avoir fait 3 greffes dermo-épidermiques datant de quatre-vingt-seize heures et conservées dans un petit tube bien fermé. 3 adhérences.

β. *Insuccès.*

Obs. XIV. — Le 20. 3 greffes de cent dix heures de date, confinées dans un tube, sont insérées sans succès sur une plaie un peu fongueuse, mais néanmoins cepable de recevoir trois lambeaux plus épais et plus grands, ayant seulement quarante-huit heures de date; toutefois 1 greffe de cette dernière catégorie échoue.

C. **Observations faites avec des lambeaux conservés à une température approchant de + 10° ou de + 12°.**

1° A L'AIR LIBRE.

α. Succès.

Obs. XV. — Le 22 octobre, avoir fait deux greffes dermo-épidermiques de vingt heures de date, 2 succès.

Obs. XVI. — Le 23. Insertion de 3 greffes dermo-épidermiques de vingt-quatre heures de date, 3 succès.

Obs. XVII. — Le 28. Insertion de 5 greffes cutanées mesurant près de 2 centimètres de côté, provenant de la partie interne de l'oreille d'un chien et conservées depuis vingt-quatre heures. 2 adhérences.

Obs. XVIII. Le 27. Avoir mis sur ulcère 8 greffes cutanées mesurant 15 millimètres de diamètre, provenant de la partie interne de l'oreille d'un lapin, conservées depuis vingt-six heures. 8 adhérences.

Obs. XIX. — Le 14 novembre, insertions de 44 greffes cutanées humaines et mesurant de 15 à 20 millimètres de diamètre séparées depuis sept heures. 26 adhérences.

Obs. XX. — Le 15. Insertion de 15 greffes pareilles aux précédentes, mais ayant trente-six heures de date. 10 adhérences.

Obs. XXI. — Le 16. Insertion de 7 greffes pareilles aux précédentes, mais d'un diamètre un peu moindre (10 millimètres) et âgées de quarante-huit heures. 5 adhérences.

Obs. XXII. Le 16. Insertion de 15 greffes, ayant la même provenance et la même dimension que celles de l'obs. XXI, mais séparées depuis cinquante cinq heures. 7 adhérences.

Obs. XXIII. — Le 16. Insertion de 6 greffes dermo-épidermiques humaines séparées depuis cinquante-cinq heures. 4 adhérences.

Obs. XXIV. — Le 17. Insertion de 11 greffes dermo-épidermiques humaines, détachées trente-six heures auparavant d'un lambeau de peau ayant déjà trente-six heures de séparation (elles étaient sèches). 4 adhérences.

Obs. XXV. — Le 17. Insertion de 6 greffes dermo-épidermiques humaines, prises sur un lambeau de peau séparé depuis soixante-douze heures. 2 adhérences.

Obs. XXVI. — Le 26 décembre. Avoir mis, sur deux ulcères, 10 greffes de peau de poule mesurant 5 millimètres de diamètre. L'animal était mort environ depuis soixante-douze heures. 4 adhérences.

β. *Insuccès.*

Obs. XXVII. — Le 18 novembre, insertion de 6 greffes dermo-épidermiques humaines, prises sur lambeau ayant quatre-vingt-deux heures de séparation. 6 insuccès; 2 greffes dermo-épidermiques prises sur le sujet immédiatement avant leur application ont adhéré.

Obs. XXVIII. — Le 18 novembre sur un autre malade, insertion de 8 greffes semblables aux précédentes. 8 insuccès; sur les 7 greffes faites pour établir la possibilité de l'adhérence 3 ont pris.

2° CONFINÉES DANS UN TUBE.

α. *Succès.*

Obs. XXIX. — Le 29 octobre, avoir mis sur un ulcère 4 greffes dermo-épidermiques humaines, ayant quarante-huit heures de séparation. 3 adhérences.

Obs. XXX. — Le 30 octobre, insertion de 2 greffes dermo-épidermiques humaines, âgées de cent huit heures. 1 adhérence.

Obs. XXXI. — Le 30 octobre, insertion de 3 greffes dermo-épidermiques humaines, âgées de soixante-douze heures. 2 adhérences.

Obs. XXXII. — Le 30 octobre, insertion de 2 greffes cutanées mesurant 10 millim. de diam., provenant de la partie interne de l'oreille d'un lapin. La séparation avait été effectuée depuis soixante-douze heures. 1 adhérence.

Obs. XXXIII. — Le 17 novembre, avoir mis sur une plaie bourgeonnante, 3 greffes dermo-épidermiques ayant quatre-vingt-quatre heures de séparation. 2 adhérences.

β. *Insuccès.*

Obs. XXXIV. — Le 30 octobre, insertion de 2 greffes cutanées, provenant de la partie interne de l'oreille d'un lapin; séparation effectuée depuis quatre-vingt-seize heures. 2 insuccès. L'ulcère était en bon état.

Obs. XXXV. — Le 18 novembre, avoir mis sur un ulcère, 14 greffes dermo-épidermiques humaines, provenant d'une amputation faite quatre-vingt-seize heures auparavant. 14 insuccès; 4 greffes dermo-épidermiques humaines, âgées de vingt-quatre heures, étaient adhérentes.

D. **Observations faites avec des lambeaux conservés à une température d'environ +15°.**

1° A L'AIR LIBRE.

α. *Succès.*

Obs. XXXVI. — Le 27 octobre, avoir mis sur plaie bourgeonnante, 6 greffes cutanées de 15 millim. de diamètre, provenant de la partie interne de l'oreille d'un lapin mort depuis quarante-huit heures. Les oreilles avaient été coupées aussitôt la mort de l'animal et conservées comme les suivantes dans un tube dont la température était voisine de +15°. 4 adhérences.

Obs. XXXVII. — Le 19 octobre, insertion de 8 greffes dermo-épidermiques humaines, âgées de soixante heures. 4 adhérences.

Obs. XXXVIII. — Le même jour, 2 greffes de presque toute l'épaisseur de la peau, mesurant 18 millim. de diamètre, âgées de soixante heures. 1 adhérence.

β. *Insuccès.*

Obs. XXXIX. — Le 17 novembre, insertion de 3 greffes dermo-épidermiques humaines, âgées de soixante-douze heures. En même temps insertion de 4 greffes récentes. Les 3 premières échouent, les autres prennent.

Obs. XL. — Le 18 novembre sur une plaie bourgeonnante, avoir mis 5 greffes dermo-épidermiques humaines, âgées de quatre-vingt-seize heures. 5 insuccès ; 2 petites greffes cutanées de la partie interne de l'oreille d'un lapin prennent.

2° CONFINÉES DANS UN TUBE.

α. Succès.

Obs. XLI. — Le 9 octobre, insertion de 2 greffes dermo-épidermiques humaines, âgées de vingt-quatre heures. 2 adhérences.

Obs. XLII. — Le 10 octobre, insertion de 2 greffes dermo-épidermiques humaines, âgées de soixante heures. 1 adhérence.

Obs. XLIII. — Le 11 octobre, insertion de 2 greffes dermo-épidermiques humaines, âgées de soixante-douze heures. 1 adhérence.

β. Insuccès.

Obs. XLIV. — Le 13 octobre, insertion de 3 greffes dermo-épidermiques humaines, âgées de quatre-vingt-quatre heures, 3 insuccès; 2 greffes dermo-épidermiques récentes prennent.

E. Expériences faites avec des lambeaux conservés à une température d'environ +20°.

1° A L'AIR LIBRE.

α. Succès.

Obs. XLV. — Le 24 juin, avoir fait 4 greffes avec de la peau provenant de la partie interne de l'oreille d'un lapin, mesurant 15 millim. de côté et séparées depuis sept heures. Adhérence de ces 4 greffes constatée après vingt-quatre heures.

Obs XLVI. — Le 25 juin, avoir greffé 4 lambeaux de même provenance et de la même grandeur, mais séparés depuis vingt-deux heures. Adhérence de tous les lambeaux.

Obs. XLVII. — Le 15 juin, avoir greffé 5 lambeaux de même provenance mesurant 15 milli. de côté, conservés depuis trente-deux heures. 4 greffes prises sur 5.

Obs. XLVIII. — Le 6 juillet, 3 greffes dermo-épidermiques prises sur le sujet (trente-six heures de date). Réussite des 3 greffes.

β. *Insuccès.*

Obs. XLIX. — Le 7 juillet, 4 greffes semblables aux précédentes, séparées depuis quarante-huit heures. Pas d'adhérences; 4 greffes récentes dermo-épidermiques faites le même jour sont prises.

2° LAMBEAUX CONFINÉS DANS UN TUBE.

α. *Succès.*

Obs. L. — Le 15 juillet, 8 greffes dermo-épidermiques enlevées au sujet depuis vingt-quatre heures et conservées dans un petit tube bien bouché. Lors du premier pansement, vingt-quatre heures après l'opération, 6 greffes bien adhérentes, les 2 autres tiennent à peine.

Obs. LI. — Le 15 juillet, 2 greffes dermo-épidermiques, conservées depuis trente-six heures. 1 adhère, l'autre est tombée.

Obs. LII. — Le 17 juillet, 3 greffes dermo-épidermiques, conservées depuis trente-six heures dans espace limité. 2 adhèrent.

β. *Insuccès.*

Obs. LIII. — Le 18 juillet, 2 greffes dermo-épidermiques prises sur le sujet quarante-huit heures auparavant; temp. +22°. Les deux greffes ont été trouvées sur le diachylon: sur 3 autres faites le même jour, 2 adhèrent.

Obs. LIV. — Le 19 juillet, 2 greffes dermo-épidermiques prises sur le bras quarante-huit heures auparavant. Température variant entre +20° et +22°; 24 heures après l'opération, on constate la non-adhérence de ces 2 greffes; les 2 autres faites pour avoir un terme de comparaison sont magnifiques.

F. Expériences faites avec des lambeaux conservés à une température voisine de +28°.

1 A L'AIR LIBRE.

α. *Succès.*

Obs. LV. — Le 24 juillet, avoir mis 4 greffes dermo épidermiques enlevées au sujet six heures auparavant; vingt-quatre heures après, nous constatons une bonne adhérence de 2 greffes.

β. *Insuccès.*

Obs. LVI. — Le même jour, avoir mis 3 greffes dermo-épidermiques, conservées depuis quinze heures. Adhérence nulle dans les 3 cas; 4 greffes, appliquées aussitôt enlevées, adhèrent.

Obs. LVII. — Le 26 juillet, insertion de 4 greffes dermo-épidermiques conservées depuis douze heures à une température d'environ + 30°. Résultat nul; sur 3 greffes récentes faites également le 26, 2 adhérent, mais faiblement.

2° CONFINÉS DANS UN TUBE.

α. *Succès.*

Obs. LVIII. — Le 23 juillet, avoir greffé sur une plaie bourgeonnante non ulcéreuse, 2 greffes dermo-épidermiques prises sur un autre malade sept heures auparavant et conservées dans un tout petit tube. Adhérence.

Obs. LIX. — Le 25 octobre. avoir fait 3 greffes cutanées, provenant de la face interne de l'oreille d'un jeune chien et mesurant 12 millim. de côté, séparés depuis six heures. Adhérence des 3 greffes.

β. *Insuccès.*

Obs. LX. — Le 26 juillet, avoir inséré 3 greffes dermo-épidermiques, mais séparées depuis dix heures. Insuccès; 2 greffes dermo-épidermiques récentes sur 4 avaient contracté adhérénce.

Nous ferons suivre ces observations des quelques considérations suivantes :

La provenance de la greffe et son volume n'influent en rien sur la durée vitale des éléments, mais il n'en est peut-être pas de même de l'âge ; ainsi, si l'on insère 6 greffes après quarante-huit heures de séparation, et 6 autres greffes après un temps double, on remarque

que le plus souvent le nombre des adhérences est moindre dans le second cas que dans le premier.

Nous n'avons pas cru devoir décrire le sort de chaque greffe. Qu'importe en effet à notre étude, qu'il y ait eu chute du lambeau, pourvu que nous ayons constaté à notre premier pansement, fait d'ordinaire quarante-huit heures après l'opération, une adhérence manifeste?

Du reste, nous devons dire que nous avons observé cette abandon de la plaie aussi fréquemment de la part des lambeaux séparés depuis peu de temps (1).

Et, ajoutons que ce phénomène ne s'observe presque uniquement que dans une variété de greffes, la variété cutanée de n'importe quelle provenance. Si l'adhérence est rompue, on doit en chercher la cause, non pas dans le tissu greffé, mais dans l'état histologique des bourgeons charnus. Ce qui nous porte à cette idée, c'est le fait souvent observé par nous que les lambeaux cutanés mis dans le voisinage des bords d'un ulcère en voie de cicatrisation, contractent une adhérence durable, tandis que des lambeaux de même dimension, de même provenance, mais appliqués dans la même séance, sur les parties centrales, disparaissent au bout de quatre à cinq jours d'adhérences.

(1) M. Ollier a remaoqué, dans ses expériences sur le périoste, que les lambeaux séparés depuis un certain laps de temps étaient moins propres à produire de l'os : « Si, dit ce chirurgien, dans nos transplantations, après dix-huit et vingt-quatre heures, les propriétés ostéogéniques du périoste ont persisté, elles n'ont pas été conservées dans leur intégrité, car les noyaux osseux que nous avons obtenus avaient seulement 0,002 millimètres à 0,008 millimètres dans leur plus grand diamètre. C'est en transplantant les lambeaux du périoste aussitôt après leur séparation, sans les exposer à se refroidir, qu'on obtient les ossifications les plus abondantes. « (Comptes-rendus de l'Institut, 27 mai 1861.)

D. *Des conditions de la persistance de la vie.*

La première remarque qui découle des faits précédents, c'est que la durée vitale n'est pas la même dans tous les cas. Dans les circonstances ordinaires, les agents qui influent principalement sur cette durée, soit pour l'augmenter, soit pour le restreindre sont : le degré de température, l'état hygrométrique du milieu et le volume de la partie.

M. Ollier le premier, a attiré l'attention sur l'influence de la température. « Le froid, loin de s'opposer au succès de la transplantation, la favorise au contraire en retardant la désorganisation des éléments des tissus et en conservant plus longtemps leurs propriétés essentielles. »

« Au-dessus de + 16 degrés la putréfaction s'opère rapidement dans les tissus organiques. »

« D'une manière générale, lorsqu'il ne s'écoule pas plus de deux heures après la séparation, il n'y a pas de différence bien sensible entre les effets des diverses températures, mais au-delà de cette limite, une température basse entretient plus longtemps la vitalité du lambeau. »

M. Bert, par de nombreuses expériences, est venu confirmer le rôle important que joue la température dans la durée des manifestations vitales.

« L'élévation de la température est une cause de moindre durée de la vie pour les propriétés de nutrition, et cela doit certainement être attribué à la plus grande intensité apportée par l'action de la chaleur aux décompositions chimiques dont le résultat ultime finit par être incompatible avec la vie (1). »

(1) Bert. Vitalité des tissus, p. 57.

Les nombreuses observations dont nous avons donné la relation non-seulement prouvent l'influence thermométrique, mais encore fixent les limites auxquelles peuvent parvenir les tissus aux diverses températures, sans perdre leurs propriétés de nutrition.

Remarquons que ce mode d'action sur les propriétés de nutrition est absolument le même que sur toutes les autres propriétés inhérentes aux tissus. En effet, d'un côté nous voyons, la chaleur agir en détruisant les propriétés d'où résultent les mouvements, d'un autre côté le froid en retardant leur disparition.

Il n'est rien qui doive nous étonner dans cette concordance. Toutes ces manifestations doivent se produire tant qu'il y a vie dans la partie. Or la vie disparaîtra plus vite sous l'influence de la chaleur que sous l'influence du froid, car le mouvement dénutritif est d'autant plus actif que la température est plus élevée, et d'autant moindre que cette température est plus basse.

La conservation d'un lambeau dépend également de l'état hygrométrique du milieu dans lequel il est conservé ; si dans nos expériences nous avons fait usage de petits tubes de verre pour renfermer nos greffes, nous avions en vue de les soustraire moins à l'action de l'air qu'à celle de l'humidité. On sait, en effet, que, sous l'influence de cette dernière, l'altération des tissus a lieu plus rapidement ; dans un tel milieu les ferments réagissent avec plus d'intensité aux dépens des matières azotées.

Le volume variable sous lequel est conservé un tissu n'est pas sans apporter une différence dans la durée de la vitalité. La longévité est en raison inverse de la masse.

C'est ce que chacun constate quotidiennement dans l'altération spontanée des viandes alimentaires. Celles-ci résistent d'autant plus longtemps à la décomposition, toutes choses égales d'ailleurs, qu'elles offrent un plus petit volume. Et dans tous les cas les parties périphériques sont déjà atteintes lorsque le centre est encore intact.

Mais jusqu'ici, dans cette étude de la durée vitale des éléments, nous n'avons parlé que de l'influence des températures comprises entre zéro et + 30°. Il faut maintenant examiner l'action des températures supérieures ou inférieures à ces deux limites.

Sur ce point, nous n'avons aucune expérience personnelle. Les résultats que nous allons donner, nous les empruntons à la thèse de M. Bert.

Une chaleur d'environ + 50° à laquelle ont été exposées pendant une heure vingt minutes, les queues de deux surmulots a rendu ces dernières impropres à la vie. (Bert, *Vitalité des tissus*, exp. LXVII et LXVIII.)

Mais dans ces deux faits, il faut tenir compte de deux éléments : du degré de la chaleur et de la durée de son influence. Cette remarque est importante; car, si la durée de l'exposition est moindre, les éléments peuvent conserver leur vitalité, quoique exposés à une température égale et même plus élevée.

Trois expériences, en effet (exp. LXIV, LXV, et LXVI), nous montrent que des températures de + 45° + 50° + 57°, ne peuvent être nullement dangereuses, pourvu que les tissus ne subissent l'action du calorique que pendant quelques minutes (quinze minutes environ).

Si, au lieu d'exposer les tissus en expérience à la vapeur d'eau, on les immerge dans l'eau chaude, les éléments de ces tissus éprouvent certaines modifications qui n'entraînent pas la mort, mais qui changent leur mode de vitalité. Dans la plupart des expériences faites dans ces conditions, on a noté une résorption assez rapide de la partie greffée qui avait contracté adhérence. (Exp. LXV).

On peut comparer, il nous semble, cette résorption, suite d'immersion dans l'eau chaude, aux phénomènes observés, chez l'homme, consécutivement à des brûlures produites par une source de chaleur de moyenne intensité, mais dont l'influence a duré un certain temps.

Le calorique pénètre profondément dans l'épaisseur des tissus sans les attendre violemment; mais les éléments anatomiques subissent quelques changements dans leur composition et dans leur mode de nutrition. Dans ces cas, la lésion paraît dans les premiers jours superficielle, tandis qu'elle est réellement plus profonde, ainsi qu'on le constate dans l'avenir. En outre, les éléments qui ne sont pas mortifiés ont besoin de se restaurer pour être à même de concourir à l'élimination des eschares et à la réparation des tissus. Et le nombre des cellules modifiées dans leur vitalité ne peut-il pas expliquer également la mort de l'individu dans certains cas de brûlure, où le calorique, quoique n'ayant engendré qu'un premier degré, a éteint par rayonnement une surface énorme et a pénétré à une grande profondeur. La vie du pauvre blessé ne peut subsister, tant est amoindrie la vie dans un grand nombre d'éléments composant son être.

Le froid est beaucoup moins redoutable que la chaleur pour la vie des cellules, ainsi que le témoignent cinq expériences (LXIX, LXX, LXXI, LXXII et LXXIII), dans lesquelles des queues de rats ont été soumises, *soit dans l'air, soit dans l'eau*, pendant un temps assez long (3 h. 30, 2 h. 30, 3 h., 2 h. 30, 2 h. 30), à des températures notablement inférieures à zéro. Dans tous ces cas, les greffes ont parfaitement réussi. Toutefois, les phénomènes consécutifs à l'adhérence nous obligent à faire ici une distinction. Dans les cas où le thermomètre marquait de zéro à — 5°, la partie greffée n'a subi aucune modification dans sa composition anatomique, tandis qu'il n'en est pas de même à une température plus basse, lorsque le thermomètre marquait — 6°, — 12° et — 16°, le tissu inséré était devenu malade: la moelle de l'intérieur des vertèbres s'était remplie de médullocelles et au bout de quelques mois les os s'étaient résorbés. Néanmoins, les éléments anatomiques peuvent supporter une température inférieure sans que consécutivement la résorption ne s'empare d'eux, pourvu que le séjour, dans un mileu réfrigérant, ne soit pas aussi prolongé. Soumise à l'influence d'une température de + 18°, une queue de rat a rapidement contracté adhérence, et les phénomènes consécutifs dans l'intérieur des tissus n'ont consisté que dans l'apparition de quelques médullocelles, sans la moindre résorption osseuse (LXXIV).

Puisque les tissus conservent leurs propriétés vitales de nutrition, après avoir été soumis à l'épreuve de températures aussi basses, il faut bien admettre que, quoiqu'ils soient roides et durs, les éléments anatomiques ont besoin, pour être congelés, d'un froid plus intense. La limite extrême où le froid apporte des modifications de structure incompatibles avec la vie, n'a pas été encore déterminée expérimentalement; mais les faits que nous venons d'analyser suffisent grandement à éclairer la pratique chirurgicale.

Après avoir montré par des preuves directes les avantages qu'offrent le froid et un espace confiné pour la conservation de la vitalité des éléments, il convient de se demander s'il n'existe pas quelques agents physiques ou chimiques, qui, en s'opposant aux transformations putrides, agiraient dans le même sens et viendraient augmenter la durée de la vie cellulaire.

Pour le moment, on ne connaît aucun médicament capable de prolonger cette vie. Mais ne pourrait-il pas se faire que quelques dissolutions alcalines fussent propres à conserver, pendant un laps de temps plus ou moins long, les propriétés de nutrition, comme on l'observe pour la contractilité musculaire. On sait que M. Caliste constata que l'irritabilité musculaire se conservait pendant longtemps dans une solution étendue de potasse, tandis que l'action seule de l'eau distillée la détruisait assez rapidement. On sait en outre que M. Pélikan a vu des muscles de grenouilles, plongés dans ces solutions, être encore intacts après quatorze jours. Enfin, M. Brown-Séquard a remarqué la contractilité de l'iris pendant seize jours ; ce que ce physiologiste explique par le séjour de cette membrane dans les milieux alcalins de l'œil.

Nous regrettons que le temps ne nous ait pas permis d'expérimenter avec ces liquides, mais nous nous proposons à la première occasion de les étudier.

Maintenant, nous passons à l'examen de certains corps liquides ou gazeux, dans le but d'apprécier leur nocuité ou leur innocuité.

Qu'il nous soit permis dans cette circonstance de citer M. Bert :

« Après un séjour prolongé dans l'oxygène ou l'acide carbonique, l'azote, l'hydrogène, l'oxyde de carbone, les vapeurs d'acide phénique, de benzine, d'ammoniaque ou d'éther, des queues de rat peuvent être greffées en totalité ou en partie, non sans avoir été frappées quelquefois de maladies qui ont entraîné la résorption.

« Les acides, surtout les acides acétique et phosphorique, tuent les éléments à des doses infiniment moindres que les alcalis ; ainsi, 1 0/0 de ces acides dans l'eau tue en quatre heures la queue immergée, tandis qu'une dissolution à 2 0/0 de potasse est parfaitement inoffensive : la nécessité de l'alcalinité du sang trouve ici confirmation.

« Enfin on remarque l'innocuité de solutions notablement exosmotiques, comme celles de glycérine dans le double de son poids d'eau, et l'élimination à la suite de l'emploi d'une solution aqueuse de brome au titre de 1 0/0. (Vitalité des tissus, p. 88).

A ces résultats concluants nous ne pouvons ajouter que quelques petites observations personnelles.

L'alcool au 1/10, l'acide phénique au 1 0/0, la glycérine, la potasse au 1 0/0, le chlorhydrate de quinine au 1 0/0, sont les seuls médicaments sur lesquels ont porté nos recherches.

Dans maintes circonstances, nous avons laissé pendant une heure des greffes dermo-épidermiques et cutanées au contact de ces liquides, dont l'action n'a été nuisible que pour la potasse. Et même, dans cette dernière, un séjour de trois minutes a suffi pour rendre la greffe impropre à l'adhérence.

Ces expériences, pour être réellement convaincantes, auraient exigé une immersion plus prolongée; ainsi que nous l'avons éprouvé heureusement pour un lambeau de peau de la partie interne de l'oreille d'un lapin, après un séjour de soixante-douze heures dans l'alcool dilué. Mais dans ces expériences, notre but était moins de rechercher la limite de vie d'un lambeau plongé dans un liquide que d'étudier l'action plus ou moins modificatrice de ce liquide sur ce lambeau, au point de vue de son adhérence par première intention. Par cette méthode, on peut *classer les médicaments en utiles, nuisibles ou indifférents à une réunion immédiate.* Mais aborder ce nouveau problème serait nous écarter de notre plan; nous passons donc immédiatement à l'étude de la question que nous nous proposons de traiter en dernier lieu.

E. *Analyse des moyens supposés propres à déterminer l'existence de la vie d'un lambeau.*

Dans le travail qui précède, l'adhérence a été le seul moyen que nous ayons indiqué comme propre à découvrir la vie dans une partie séparée du corps, mais si ce moyen est une des ressources du physiologiste, en pratique chirurgicale c'est justement la question en litige.

Examinons s'il est en notre pouvoir un critérium qui nous permette de juger si la partie est ou non vivante. L'examen macroscopique d'un tissu est impuissant à nous révéler son état. Même la rigidité qui, sous l'influence de causes diverses, survient plus ou moins vite, mais qui dans tous les cas apparaît seulement lorsque la contractilité du muscle a cessé, ne peut que nous induire en erreur.

Cette rigidité est un signe qui caractérise bien plus le dernier phénomène de la vie que le premier phénomène de la mort.

L'examen microscopique est également incapable de nous faire reconnaître la vie ou la mort de la partie. Dans des parties mortes depuis bien des années, on trouve intacte la structure des tissus :

« Chez un enfant qui, par suite d'une grossesse extra-utérine, était resté trente ans dans le ventre de sa mère, j'ai trouvé, dit Virchow (1), la structure des muscles identiquement semblable à la structure des muscles d'un enfant qui vient de naître. Ozernak, dit le même auteur, a examiné des tissus provenant d'une momie, et qui étaient si parfaitement conservés, qu'on eût pu croire qu'ils venaient d'être enlevés à un corps vivant. »

Les résultats fournis par l'exploration de la contractilité musculaire ne sauraient non plus être regardés comme un indice certain de la disparition des propriétés vitales. On constate, en effet, que ces propriétés peuvent être suspendues; et, partant de ce fait, on n'est pas en droit de conclure à leur mort lorsqu'on les trouve absentes, car, pendant un temps quelquefois très-long, il est possible, ainsi que le prouvent les expériences de Brown-Séquard, de replacer ces propriétés dans les conditions primitives, c'est-à-dire dans des conditions telles qu'on puisse leur rendre leur nutrition normale en les mettant au contact de l'oxygène.

Cette même considération peut s'appliquer à l'excitabilité nerveuse, ainsi qu'aux mouvements des cils vibratiles. On sait, en effet, que lorsque ces cils, après un certain temps de séparation du corps, sont tombés dans

(1) Pathologie cellulaire, p. 250.

un repos complet, il est facile de leur restituer leur motilité en faisant réagir sur leur contenu une solution de soude ou de potasse peu concentrée, de manière à ne point déterminer une action destructive. L'eau agit de la même manière lorsqu'on vient à l'ajouter à des solutions concentrées d'albumine, de sucre, de glycérine, qui ont eu pour effet de suspendre ce mouvement. Et si, au contraire, c'est par l'action plus ou moins prolongée de l'eau qu'on l'a arrêté, il suffit pour le faire renaître de charger le liquide de sucre, de glycérine, etc.

Ces différents moyens nous seraient assurément d'un puissant secours s'ils étaient applicables à tous les cas, mais il se présente de nombreuses circonstances où l'absence du muscle, du nerf et du cil vibratile ne permettent pas d'interroger leurs propriétés.

L'on ne peut alors s'appuyer en pratique, pour résoudre la question de la vitalité d'un tissu, que sur la connaissance exacte du temps écoulé, sur la notion de la température et sur le mode de conservation; seuls faits évidents qui constituent un véritable critérium. C'est là le motif pour lequel nous avons tant insisté sur ces différents points.

CHAPITRE II

DES CONDITIONS D'ADHÉRENCE DES RESTITUTIONS ET TRANSPLANTATIONS CUTANÉES.

§ I.

INFLUENCE D'UNE TEXTURE SERRÉE.

De toutes les conditions qui président à l'adhérence d'un lambeau cutané, la plus importante, à nos yeux, est celle que remplit la texture dense des tissus mis en contact.

Si les surfaces du lambeau et de la brèche sont constituées par des tissus lâches, pauvres en ramifications vasculaires, jamais la moindre adhérence ne s'établira, quelque favorables d'ailleurs que puissent être les autres circonstances.

Toujours, au bout de trente-six ou quarante-huit heures, la suppuration vient s'interposer entre la plaie et le lambeau. Au contraire, quand la greffe et le sujet offrent l'un et l'autre la condition précitée, l'union est assurée. La différence histologique des tissus en présence est impuissante à l'entraver, et les mêmes résultats peuvent s'obtenir dans certains cas de transport d'une espèce zoologique sur une autre.

Des exemples fixeront mieux les idées. Limitons par incision sur un chien, un lambeau de forme et de grandeur quelconques, mais intéressant toute l'épaisseur de la peau, et opérons-en la délivrance au niveau du tissu cellulaire sous-cutané, que nous supposerons dépourvu de graisse; en aucun cas, on ne saurait constater la réintégration organique de ce lambeau sur les tissus auxquels, quelques instants auparavant, il était adhérent.

Le résultat reste encore nul si l'on se contente de débarrasser la surface profonde du lambeau de son tissu cellulaire. Mais vient-on à le placer, ainsi préparé, sur une plaie également dépouillée de son tissu cellulaire; alors la réussite est certaine.

En résumé : rapprochement de deux tissus lâches, résultat négatif; rapprochement d'un tissu compacte et d'un tissu lâche, encore résultat négatif; rapprochement de deux tissus compactes, résultat positif.

Voilà ce que d'une manière constante nous avons observé dans toutes nos expériences.

Ces conclusions semblent dominer la production de la greffe cutanée. Toutes les fois que nous avons des insuccès, nous nous trouvons dans l'une ou l'autre des deux premières hypothèses. Les insuccès de nos devanciers ne tiennent-ils pas aux mêmes causes? Nous sommes porté à le croire, en nous rappelant la fréquence, nous dirions même la constance de nos succès, quand nous sommes placé dans la troisième hypothèse.

Pour la clarté de l'exposition, nous avons adopté la division suivante :

1° Exposer comment nous avons été conduit aux vues précédentes;

2° Analyser les expériences que nous avons faites dans ce sens;

3° Chercher un appui à nos idées dans les observations cliniques et expérimentales enregistrées dans les annales de la science;

4° Expliquer l'influence de la densité des tissus.

I. Exposer comment nous avons été conduit aux vues précédentes.

En commençant ce travail, nous ne nous dissimulions pas les difficultés énormes qui surgiraient à chaque instant, surtout dans nos premières expériences. Précédé dans cette étude par des hommes du plus grand mérite, nous espérions toutefois trouver dans leurs ouvrages beaucoup de matériaux. Nous avons été déçu de nos espérances et surpris de la brièveté avec laquelle ils avaient consigné leurs observations.

La plupart négligent complètement la relation des insuccès et passent rapidement sur les cas heureux, oubliant la description des phénomènes pour ne s'attacher qu'à certains points théoriques.

Au début de nos recherches, dans l'impossibilité de nous procurer le livre de Wiesmann, nous ne connaissions en fait d'observations complètes sur les greffes cutanées que celles de Baronio et de Gohier. Ce dernier mentionne ses insuccès avec autant de détails que Baronio décrivant ses heureuses expériences.

Les travaux antérieurs ne nous rendant que de faibles services, il nous fallait recommencer toutes les expériences sans aucun point de repère qui nous assurât la réussite. Nous trouvions des conseils, il est vrai, mais ils étaient insuffisants, puisque les auteurs qui les tracent n'obtenaient eux-mêmes que de rares succès. Et encore ces succès n'étaient pas dus aux causes invoquées par les expérimentateurs, puisque, à l'aide de ces causes, ils ne pouvaient les reproduire à volonté.

La tâche que nous avions entreprise était donc en

réalité plus longue et plus difficile qu'elle ne le semblait au premier abord.

Pour la remplir, il fallait procéder méthodiquement.

A. Mettre en relief les points qui n'offraient pas de doute, après une étude analytique et comparative des travaux de nos devanciers.

B. Reprendre l'étude des causes: telle cause favorable qui peut conduire à l'adhérence, souvent devient inefficace parce qu'elle se trouve en présence d'une force antagoniste.

C. Rechercher d'autres causes jusqu'ici inconnues, et que l'examen des diverses observations viendrait nous révéler. Remarquions-nous que les mêmes circonstances se reproduisaient invariablement dans tous les cas de succès, et au contraire faisaient défaut dans ceux terminés par suppuration ; ces circonstances, nous devions les étudier, les soumettre à l'expérimentation, et les élever au rang de causes, si elles le méritaient.

De cette façon, nous pouvions, dans le principe, n'être pas plus heureux que les auteurs cités, mais nous nous assurions dans l'avenir plus de chances de réussite.

A. Or nous tenions comme incontestables les points suivants :

a. La greffe est possible, ainsi que le témoignent les observations suivantes :

Sur les animaux,

De Baronio (6 succès de mouton sur mouton).

De Wiesmann (1 succès complet d'âne sur âne, 2 adhérences de mouton sur mouton, 1 adhérence de chèvre sur chèvre, 1 adhérence partielle de pigeon sur pigeon, 1 adhérences de poule sur poule).

De Dieffenbach (3 restitutions de lambeaux de peau sur lapin).

De Lantilhac (1 réussite de lapin sur lapin).

De Bert (1 adhérence de rat sur rat, une autre de chat sur rat; enfin, de chat sur lapin.)

Sur l'homme,

De Dieffenbach (2 succès partiels d'homme sur homme, dans un but expérimental.)

De Velpeau, de Dubroca, de MM. Ollier, Bert, Laborde, Laboulbène, Dubrueil, etc., etc. (sur les pulpes de doigts détachés et heureusement appliqués.)

De Dutrochet (confection d'un nez avec la peau de la fesse.)

De Bünger (formation du même organe avec la peau de la cuisse.)

Du Dr Le Fort (guérison d'un ectropion avec transport d'un lambeau isolé de la peau du bras.)

b. On n'a jusqu'ici réussi que sur certains animaux (homme, mouton, chèvre, âne, lapin, rat, oiseau), et l'on a échoué sur cheval, vache, chien. Mais rien n'assure que l'on ne puisse dans la suite arriver à un tout autre résultat sur ces derniers. Ce qui donne un certain crédit à cette réflexion, c'est qu'on n'a point observé d'animaux rebelles à la réunion par première intention, qui offre un mode de réunion analogue à celui de la greffe.

c. Sur certains des animaux où l'adhérence se manifeste, le résultat est moins chanceux que sur d'autres. En effet, chez l'homme, les pulpes des doigts prennent presque constamment. En outre sur les moutons, 6 essais ont donné à Baronio 6 succès, tandis que de rares réussites n'ont été obtenues sur les autres animaux qu'au prix de nombreuses expériences.

d. Le siége a aussi une influence énorme. Ainsi, chez l'homme lorsque Dieffenbach, après l'extirpation de tumeurs, plaçait sur les surfaces avivées, qu'il ne réunissait pas par première intention, des lambeaux de peau saine pris sur la tumeur elle-même, deux fois seulement, malgré le nombre très-considérable de tentatives de ce genre, l'adhérence fut constatée. Au contraire un lambeau enlevé au doigt reprend avec une merveilleuse facilité.

e. On peut noter que certains expérimentateurs ont plus de succès. Entre leurs mains la greffe prenait, sur telle partie, sur tel animal qui avec d'autres se sont constamment montrés rebelles. C'est à Baronio, toujours heureux sur le mouton, que nous faisons allusion en ce moment. En face de lui, nous citerons Gohier, dont les insuccès sur le même animal font contraste à ce point d'avoir fait surgir le doute au sujet des expériences de l'italien.

Enfin, dans certains pays, les cas de réussite sont beaucoup plus fréquents que dans d'autres. Dans l'Inde, la méthode d'autoplastie sans pédicule paraît être, au dire des voyageurs, une méthode fréquemment employée. Et en Italie, les succès sont plus nombreux qu'en France et en Allemagne.

B. Comme nous l'avons déjà dit, nous devions reprendre l'étude des causes signalées comme utiles par les auteurs. Trois seulement nous parurent dignes d'attention, et nous voulûmes les contrôler, ce sont: l'immobilité, le contact immédiat, l'irritation du lambeau.

On a remarqué avec justesse que le grand nombre d'insuccès rencontrés dans les expériences sur les animaux est dû à leur indocilité et à l'impossibilité presque absolue de les maintenir immobiles. Pour vaincre leur résistance, nous les avons garrottés pendant plusieurs jours dans des gouttières, où tout mouvement était impossible. En outre pendant les quarante-huit premières heures qui suivaient l'opération, nous les gardions constamment sous l'influence de la morphine. Mais nous vîmes bientôt que toutes ces précautions étaient inutiles, les lambeaux tombaient en suppuration (voir exp. v).

Le second précepte de mettre en contact absolu les surfaces avivées fut soigneusement observé dans toutes nos expériences, mais nous en demandâmes la justification à l'exp. VI, où nous ne fîmes intervenir que cette précaution, ayant surtout soin de mettre en contact les bords par de nombreuses sutures à points séparés. Mais le résultat fut encore mauvais. Et dans la suite de nos expériences, nous avons appris que, de toutes les adhérences, la plus difficile à obtenir est celle des bords; probablement à cause de la présence des poils. En outre nous avons vu qu'on pouvait obtenir des greffes sans pratiquer la moindre suture (exp. XXVIII).

Le troisième précepte, c'est l'irritation, que nous avons produite de deux façons. Dans l'expérience VII, en faisant séjourner le lambeau pendant vingt minutes dans de l'alcool dilué dans 4 parties d'eau. Dans l'expérience VIII, nous avons eu recours à la méthode indienne, la fustigation de la partie qui doit fournir le lambeau. Cette fustigation avait pour but d'appeler dans cette partie une suractivité vitale qui mette les éléments anatomiques en état de fournir une prolifération plus abondante et plus rapide. Mais le résultat fut nul dans ces deux cas.

Parlons en passant d'une quatrième tentative que nous fîmes sur un chien (exp. IV) et sur un cochon d'Inde (exp. XXXII). C'est en présence d'un lambeau desséché sans passer par la suppuration (exp. XXXI), que l'idée de cette expérience se révéla à notre esprit. Pour soustraire la plaie et le lambeau à l'évaporation, nous les recouvrîmes de baudruche et de plusieurs couches de collodion. Nos prévisions ne se réalisèrent pas quant à l'adhérence, mais nous constatâmes que le lambeau du cochon d'Inde ne se durcit pas et passa directement par la suppuration.

C. — Lorsque nous avons essayé de découvrir d'autres causes, ce n'est pas aux relations de greffes cutanées que nous nous sommes adressé ; les diverses observations pour nez, doigts et oreilles étant plus complètes et ayant rapport à des cas beaucoup plus fréquemment suivis de succès, ces observations, dis-je, devenaient, par là même, un terrain plus fécond pour ce genre d'étude. Un fait nous avait frappé et nous semblait d'une explication difficile, c'est notre échec constant dans nos expériences sur lambeau de chien, alors que les doigts et les nez reprennent, au dire des chirurgiens, dans la majorité des cas.

Nous fûmes dès lors conduit à cette idée que, pour assurer le succès de l'adhérence de nos lambeaux cutanés sur les chiens, il suffisait de les entourer des mêmes conditions qui avaient amené la réunion des nez et des doigts.

Un travail de comparaison s'établit donc dans notre esprit, et nous passâmes en revue toutes les causes qui, sur ces derniers faits, pouvaient avoir une influence plus ou moins marquée.

La théorie nous invita à examiner la masse soit du nez, soit du doigt coupé. Il semble rationnel qu'un volume plus grand et renfermant par là même un nombre d'éléments anatomiques plus considérable offre plus de résistance à la mort. D'un autre côté, une structure plus vasculaire dans les pointes du nez devait avoir une certaine part dans le succès. L'observation vint bientôt démentir cette façon de voir en nous montrant des lambeaux de ces parties qui, si peu épais qu'ils fussent, sadhéraient avec une égale facilité.

La surface sectionnée de la partie séquestrée méritait un sérieux examen à un double point de vue :

D'abord, c'est qu'elle présente une série de tissus différents (os ou cartilage, périoste, muscle, tissu cellulaire, peau) dans la majorité des cas. Mais, lors même que la coupe n'a intéressé qu'un de ces différents tissus, comme cela a lieu pour les pulpes de doigts, la réunion s'opère néanmoins. Donc, se trouve écartée l'influence que peut avoir la variété d'espèces de tissus mis en présence.

Mais ce n'est pas tout : la texture est bien différente suivant qu'on la considère dans le nez et le doigt, ou dans des lambeaux cutanés sur chien. Dans les premiers, elle est toujours dense, quelle que soit la section que l'on imagine ; elle était lâche, au contraire, dans les autres. Qui ne sait, en effet, qu'un chien se prend à pleine main par la peau et qu'un simple coup de ciseau détache un large morceau de ses faibles connexions celluleuses. D'autre part, combien est difficile le détachement de la peau sur un doigt, où il faut se livrer à une véritable dissection !

Exclusion faite de toutes les causes précédentes, nous nous sommes arrêté à celle-ci ; et, dès lors, c'est vers elle que nous avons dirigé le but de nos expériences.

II. Analyser les expériences que nous avons instituées dans ce sens.

Dans le principe, nous avons agi, guidé moins par les considérations anatomiques sur la texture, que par l'explication théorique du rôle que nous faisions jouer aux nombreux éléments d'un tissu serré. Pensant que les matériaux nécessaires à la coaptation étaient en raison directe des éléments anatomiques irrités, dans une première tentative (exp. IX), nous n'avons pas cherché à opérer sur des tissus à texture dense, et nous nous sommes contenté d'irriter, par de nombreuses scarifications, les deux surfaces avivées. Mais bientôt le résultat est venu nous apprendre qu'il fallait procéder d'une autre matière.

Dans une deuxième tentative (exp. X), nous nous sommes rapproché de l'idée mère, et nous avons cherché à faire l'opération dans une région où le tégument n'offre pas de mobilité.

La région postérieure de la cuisse nous a paru tout d'abord assez convenable, mais, sur le point de tailler le morceau, nous avons changé d'avis, et nous avons enfoncé le bistouri de manière à comprendre dans le lambeau une certaine épaisseur de la couche musculaire. C'était bien le moyen d'avoir en présence des tissus denses; mais, par suite de la rétraction inégale des faisceaux musculaires, la surface était loin de présenter une plaie uniforme, propre à une réunion immédiate. En outre, dans cette région, le contact permanent était interrompu à chaque mouvement de l'animal. Le résultat fut nul.

Le même jour, sur le même animal, nous avons essayé de détacher une greffe qui n'entamât que les trois quarts de l'épaisseur de la peau (exp. XI) ; mais, malgré les précautions prises, l'instrument a pénétré jusqu'au tissu cellulaire et a taillé un lambeau ayant la forme d'un cône. Il y eut encore suppuration.

Dans les expériences suivantes (XII et XIII), voulant avoir une plus grande immobilité de la part de l'animal, au lieu de le coucher sur le ventre dans la gouttière, nous l'y fixions les pattes en l'air. De toutes les régions qui se présentaient alors à nous, nous n'en avions pas une plus propre à l'opération que la partie thoracique médiane : là, nous avions une surface large, uniforme et présentant une plaie résistante sur laquelle on pouvait exercer une compression. Après avoir rasé cette partie, nous avons disséqué deux lambeaux mesurant chacun 4 centimètres d'avant en arrière et 5 centimètres de droite à gauche. (Dans nos diverses expériences, la plupart de nos lambeaux avaient cette dimension.) Le tissu cellulaire enlevé de part et d'autre, nous avons jugé que la surface de la brèche n'était pas encore convenable. Alors nous avons complètement avivé le muscle. Ensuite, nous avons entouré l'opération de toutes les conditions adjuvantes de réussite. Quarante-huit heures après, la suppuration était manifeste.

C'est à ce moment qu'il nous vint à l'esprit que la chaleur devait être une condition favorable à l'adhérence.

Dans les deux expériences qui ont suivi (XIV et XV), après avoir opéré exactement comme dans le cas précédent, nous avons entouré nos lambeaux d'une épaisse couche de ouate, dans le but d'établir une température élevée.

Le lendemain, il y avait une adhérence, que nous constations par une couleur moins pâle, de la chaleur, et une résistance à une petite traction. Au bout de quarante-huit heures, l'adhérence était plus prononcée et constituait une véritable coaptation. Tels sont nos deuxième et troisième succès. L'expérience I relative à un canard a été le premier ; mais pour cette dernière nous ignorons la cause de notre réussite ; tandis que dans les deux autres nous pensons la connaître, et nous l'attribuons à l'influence combinée de la section et du pansement à la ouate. Mais deux adhérences étant insuffisantes, nous avons procédé à de nouveaux essais.

Dans l'exp. XVI, il nous a été impossible de parvenir jusqu'à la couche musculaire à cause de l'abondance du pannicule graisseux. L'insertion du lambeau a donc été faite sur ce tissu. Et, malgré le pansement ouaté, le résultat a été malheureux. Nous avons donc dans ce cas une contre-épreuve de deux expériences précédentes.

Les expériences XVII et XVIII ont été faites exactement dans les mêmes conditions que les expériences XIV et XV (insertion sur le muscle, ouate) et ont été suivies d'adhérence.

Depuis que nous avons fait intervenir l'influence de la chaleur par l'emploi de la ouate, ces quatre expériences sont venues nous montrer la possibilité de la réunion sur tissu musculaire, tandis qu'un essai tenté sur une couche de graisse nous apprenait que ce tissu n'est point apte à fournir des matérianx adhésifs à la manière du muscle. Mais il nous fallait opérer (toutes choses égales d'ailleurs) sur les autres variétés de tissu cellulaire, pour savoir la manière dont elles se comporteraient par rapport à la greffe.

Dans l'expérience XIX, le lambeau fut appliqué sur une couche de tissu cellulaire, et dans l'exp. XX le lambeau dépourvu du tissu cellulaire sous-cutané fut inséré sur l'aponévrose du grand pectoral. Dans ces deux cas il y eut suppuration.

Pour juger la différence réelle qui existe entre une de ces variétés de tissu cellulaire et le tissu musculaire, au point de vue de l'adhérence, nous avons fait le même jour, sur un même chien, les deux expériences suivantes : Dans l'expérience XXI, le lambeau a été suturé sur le tissu cellulaire qui recouvre l'aponévrose du grand pectoral droit, tandis que dans l'expérience XXII, le lambeau a été déposé sur le pectoral gauche avivé. Quarante-huit heures après cette double opération, nous avons constaté une mortification à droite et une adhérence à gauche.

L'influence de la section musculaire par cette série d'expériences devenait donc manifeste. Nous voulûmes l'étudier dans une autre région. Sur un chien (expérience XXIII) couché sur le ventre et attaché par les membres sur une table, au niveau de la région lombaire, un lambeau de peau de 3 centimètres de diamètre a été séparé, puis placé sur l'aponévrose dépourvue du tissu cellulaire sous-cutané. Quoique peu satisfait de notre mode d'opérer dans ce cas, nous avons constaté à la levée du premier pansement quelques adhérences partielles.

Jugeant cette nouvelle région peu favorable à nos expériences, nous revînmes à la région pectorale. La nous répétâmes à droite (XXVI), l'expérience précédente de façon à savoir si l'animal étant tranquille et le lieu plus propice, on pourrait avoir une adhérence générale sur aponévrose. (Nous avions déjà fait sans succès cette tentative dans l'expérience xx). Cette opération effectuée, nous fîmes à gauche l'ablation d'un lambeau de peau (exp. xxvii) que nous mîmes en place, aussitôt après avoir avivé le tissu musculaire du grand pectoral. Dans l'une et l'autre de ces tentatives, il y eut suppuration. Mais pour nous, l'insuccès doit être attribué principalement à l'impureté de l'eau employée. Ce qui donne du poids à cette supposition, c'est que les bords de la brèche, décollés lors de l'opération sur plusieurs centimètres de chaque côté, non-seulement n'étaient pas encore adhérents, mais présentaient le plus mauvais aspect.

Dans la xxviiie expérience, l'insertion d'un lambeau fut faite directement sur le muscle grand droit de l'abdomen, sans l'emploi de suture. L'adhérence s'effectua, bien que le chien laissât écouler de l'urine sur cette greffe, urine qui retenue par la ouate, se trouva en contact avec le plaie pendant plusieurs heures.

Les deux dernières expériences que nous allons citer maintenant, ont été faites encore sur des chiens, mais les lambeaux de peau provenaient dans un cas d'une amputation, et dans l'autre de l'amphithéâtre: ces deux expériences prouvent également l'influence de la texture.

Dans l'une (xxix), le lambeau débarrassé de son tissu cellulaire, fut appliqué sur le muscle pectoral avivé, vingt-quatre heures après l'amputation; il y eut adhérence.

Dans l'autre (xxx) la peau dépourvue de ses couches sous-jacentes, fut placée sur le tissu cellulaire; la mort remontait à cinq heures environ, il y eut suppuration.

Ces expériences sans contredit montrent le rôle important des tissus denses dans les phénomènes de coaptation.

Jamais nous n'avons pu obtenir la moindre réunion momentanée en appliquant une couche cellulaire contre une couche cellulaire.

Résultat également négatif dans les cas où l'une seulement des deux couches avait été conservée.

Dans un cas où le lambeau bien nettoyé avait été placé sur une aponévrose, quelques fibrilles constituent toute l'adhérence.

Enfin le résultat a toujours été heureux lorsque l'insertion a été effectuée sur le muscle.

Ainsi donc, nous ne saurions trop insister sur ce point qui nous paraît capital. Toutes les fois que nos expériences ont porté sur des tissus denses, les résultats ont été favorables, pourvu que deux autres éléments sur lesquels nous étudierons bientôt la chaleur, et la compression, viennent s'adjoindre comme causes de succès.

Et maintenant revenons à notre point de départ. C'est par la considération de la texture des surfaces des doigts et du nez, dans les cas de coaptation de ces parties, que nous avons été conduit à examiner si cette condition anatomique ne serait pas la cause de l'adhérence.

A l'heure actuelle, et fort de nos expériences, nous croyons pouvoir affirmer que, si les cas de restitution de ces parties réussissent toujours ou presque toujours, cela tient uniquement à la texture dense et serrée des tissus que présentent ces parties.

III. Chercher un appui à nos idées dans les observations expérimentales et cliniques de nos devanciers.

Il convient, après l'exposé que nous venons de faire, d'examiner si, dans les opérations anaplastiques suivies de succès, ainsi que dans les expériences heureuses des physiologistes qui nous ont précédé dans cette étude, nous pourrons trouver une confirmation de nos idées.

FAIT RAPPORTÉ PAR DUTROCHET.

Dans ce cas de reconfection de nez par les Indiens, les points qui nous intéressent sont passés sous silence. « Les opérateurs, suivant le récit de Dutrochet, débutèrent par rafraîchir la peau du nez ; ils choisirent ensuite un endroit de la fesse qu'ils frappèrent à coups redoublés de pantoufle, jusqu'à ce qu'il fût bien tuméfié. Alors, ils coupèrent en cet endroit un morceau de peau et de tissu subjacent, de la grandeur et de la forme de ce qui manquait au nez. »

Qu'entend-on ici par tissu subjacent ? Les opérateurs enlevèrent-ils un peu du muscle ? S'arrêtèrent-ils au tissu cellulaire ? C'est ce que l'observation ne dit pas.

A propos de cette opération, nous nous sommes souvent demandé pourquoi les Indiens choisissent les fesses pour y faire l'emprunt d'un lambeau ; est-ce parce que la peau, vu son épaisseur, a plus de résistance dans cette région ? En tout cas, nous ne saurions admettre l'explication donnée par quelques auteurs qui ont pensé qu'en Orient on s'adressait à la peau des fesses préférablement à toute autre, parce qu'elle est doublée d'une plus grande quantité de tissu cellulaire.

FAIT DE BUNGER.

Ce chirurgien prit sur la cuisse, à la partie antérieure supérieure et externe, un lambeau de peau mesurant 4 pouces de long sur 3 de large ; il crut bon d'enlever la graisse, principalement sur les bords, afin de rendre l'adhérence la plus exacte possible. Ce lambeau ainsi préparé fut appliqué sur la racine du nez dont on venait d'enlever toute la peau malade jusqu'à l'angle des yeux. Dans ce récit, nous sommes porté à admettre que la condition de texture a été remplie et que les surfaces mises en contact appartiennent l'une et l'autre à des tissus denses.

FAIT DE M. LE FORT.

Il s'agit ici d'un cas d'ectropion.

Un lambeau suffisamment large, pour qu'il puisse, après rétraction, recouvrir la surface cruentée, est taillé sur la face externe du bras gauche. M. Le Fort prend soin de comprendre dans ce lambeau toute l'épaisseur de la peau, mais sans intéresser le tissu cellulo-graisseux qui double sa face profonde.

L'état anatomique de la partie qui reçut le lambeau n'est pas décrit dans l'observation ; on sait seulement d'une manière générale que si, à l'état normal, le tissu cellulaire sous-cutané de la paupière est lâche, il devient au contraire assez résistant et compacte quand une affection chronique s'empare de cette partie.

Cherchons maintenant si nous pouvons découvrir cette même influence dans les différents cas de réussite obtenus sur les animaux.

Sur l'âne. — La seule expérience que nous connaissions sur cet animal est celle de Wiesmann. C'est à la partie inférieure du cou qu'il enleva un morceau large d'un pouce et long d'un pouce et demi. L'auteur ne donne aucune autre indication.

Sur la chèvre. — Dans l'observation du succès obtenu sur cet animal par le même physiologiste, il nous est également impossible de rien trouver.

Sur le mouton. — Baronio, dans ses deux premières opérations, enleva ses lambeaux des deux côtés de la colonne vertébrale, un peu au-dessus de l'origine de la queue, et eut le soin que toute la peau fût bien enlevée avec son tissu cellulaire. Dans les deux opérations qui suivirent, l'opération fut faite sur le même mouton parallèlement à la colonne vertébrale et à 4 pouces plus haut que dans les opérations précédentes. Il n'est pas donné d'autres détails. Enfin, dans les deux dernières expériences, les lambeaux, pris encore parallèlement à la colonne vertébrale, près des épaules, comprenaient non-seulement le tissu cellulaire, mais encore quelques fibres charnues. Ici, il n'y a pas de doute à avoir, l'insertion a bien été faite sur tissu dense.

Wiesmann, pour une des deux expériences sur les béliers, nous donne des renseignements des plus précis. Dans celle qui porte le n° IX, l'opération fut faite au niveau de l'os sacré, et le lambeau comprend un peu du muscle cutané, de telle manière que le tissu cellulaire sous-jacent est soulevé, mais nullement atteint.

Il nous est impossible de rien découvrir ayant rapport à la recherche que nous poursuivons dans les relations de succès de Dieffenbach et de Lantilhac sur le lapin, de même que dans celles de M. Bert.

Comme on le voit, il est difficile de trouver, dans tous les cas de succès que nous venons de parcourir, l'influence de la texture dense.

Du reste, c'est un fait presque constant en médecine, il est fort difficile d'appuyer sur les observations antérieures une théorie nouvelle; c'est plutôt aux expériences futures à les confirmer. Qu'il nous soit permis d'ajouter que nous avons l'espoir de voir nos idées justifiées par les recherches de l'avenir.

Nous ne sommes d'ailleurs pas les premiers qui attirons l'attention sur ce point après expérimentation; d'autres, avant nous, et sans que nous le sachions, avaient déjà fait cette remarque.

Dans un article du docteur Bardet intitulé : *Réflexions sur les plaies avec ablation*, publié dans l'annuaire de la Société de médecine du département de l'*Eure*, pour 1812, voici ce qu'on lit :

« En vain, vous réunirez les plaies avec ablation dans les parties du corps qui n'auront pas un tissu ferme, spongieux, pulpeux, comme aux ailes du nez, au menton, à la circonférence des lèvres, à la partie antérieure du bout des doigts, à la partie antérieure des orteils. »

En outre, tout dernièrement, M. Le Fort, à la Société de chirurgie (1), exprimait la même idée, en des termes peut-être moins précis: « J'ai eu le tort, dit ce chirurgien, dans cette première tentative, de prendre la peau dans toute son épaisseur; j'espère, au contraire, le suc-

(1) Séance de la Société de chirurgie, 31 janvier 1872; *Gazette des hôpitaux*, n° 17. 1872.

cès, si, ne prenant que les trois quarts de l'épaisseur des téguments, j'oppose une surface saignante, ou du moins bien cruentée, à la plaie résultant de la dissection. »

Maintenant que l'examen de l'influence des tissus denses est presque terminé, revenons sur quelques points du commencement de ce paragraphe, pour montrer que la plupart des faits regardés par nous comme incontestables, avant d'expérimenter, reçoivent leur explication de l'étude que nous venons de faire.

Si quelques animaux, tels que le chien, sur lequel bon nombre d'expériences ont été tentées par divers physiologistes (Wiesmann, Baronio), se sont montrés rebelles à la greffe, nous pensons que c'est parce que les opérateurs inséraient le segment sur le tissu cellulaire.

D'autres animaux, avons-nous dit, procurent des résultats plus constants (homme, mouton, chèvre). Cela tient à ce que ces derniers présentent une faible mobilité du tégument, tandis que, chez les autres, la présence du tissu cellulaire sous-cutané vient entraver fréquemment le succès des tentatives.

Le même fait anatomique nous explique pourquoi certaines parties d'un animal se prêtent mieux que d'autres aux phénomènes adhésifs.

Si certains physiologistes ont des résultats heureux en plus grand nombre, c'est qu'ils ont fait choix pour leurs expériences des animaux les plus propres à ce genre d'étude, et qu'ils opéraient à une saison de l'année ou sous un climat plus favorable.

Quant aux succès plus nombreux, obtenus dans les Indes ou en Italie, ils trouvent leur cause dans l'influence apportée par le climat, influence pour nous capitale, ainsi que nous le montrerons bientôt.

IV. Expliquer l'influence de la densité des tissus.

L'explication du fait anatomique dans les tissus sur lesquels nous avons obtenu des succès est, suivant nous, très-simple. On n'a qu'à se rappeler que, dans toute cicatrisation, le rôle que joue le tissu conjonctif est des plus importants : sous l'influence de l'irritation, les éléments anatomiques qui entrent dans la composition de ce tissu ne tardent pas, par une série de segmentations, à fournir une grand nombre de jeunes cellules qui constituent le principal moyen de réunion de toute espèce de plaie.

Or, il découle de là que, dans un tissu dense, les éléments cellulaires étant très-nombreux, les matériaux favorables à l'adhérence auxquels ils donnent naissance seront aussi à proportion en bien plus grand nombre, et par suite l'adhérence aura plus de chance de s'effectuer.

Ceci nous conduit à nous demander comment, sur le tissu cellulaire qui est lâche et pauvre en cellules, l'adhérence s'effectue si bien quand il reste un pédicule et que le lambeau n'est pas entièrement détaché.

Dans trois expériences, à côté d'un lambeau complètement séparé, nous avons disséqué d'autres lambeaux cutanés, qui ne tenaient plus au corps que par un pont, dans tous les cas de moins de 5 millimètres d'épaisseur, et dans lequel il nous était impossible de découvrir à l'œil nu par transparence le moindre vaisseau. Dans ces expériences, tandis que le lambeau apédiculé, inséré sur tissu cellulaire, tombait en mortification, le lambeau pédiculé contractait assez rapidement une adhérence durable.

La circulation dans le cas de pédicule n'est pas entièrement interrompue. Le sang qui arrive par les fins vaisseaux entretient dans le lambeau une vie suffisante pour attendre la formation d'un nombre de cellules assez considérable pour que l'adhérence puisse s'effectuer, tandis que dans le cas où il n'y a pas de pédicule cette formation n'ayant pas lieu d'une manière assez abondante, le lambeau meurt avant que les matériaux d'adhérence soient assez nombreux.

Le moindre pédicule a une influence énorme. « Aussi, comme le fait remarquer M. Bert (1), tous les chirurgiens et Dieffenbach surtout, ont insisté avec raison sur la différence de pronostic que présente un nez coupé, par exemple, selon qu'il a été absolument détaché, ou qu'il tient encore par un filament cutané, insignifiant en apparence ; à plus forte raison, dans les cas où les gros vaisseaux étaient seuls restés intacts, comme il arriva pour les bras coupés, puis guéris, que citent La Peyronie, Percy, Hoffman, il est probable que les petits vaisseaux sanguins, qui restent dans le lambeau d'union, concourent puissamment à entretenir la vie de la partie détachée, jusqu'à ce qu'elle ait acquis de nouveaux moyens d'existence. Il y a donc une indication pratique de très-haute valeur à les ménager, quelque peu importants qu'ils paraissent. »

En terminant, et pour prévenir une objection, nous nous demanderons comment il se fait qu'une queue de rat insérée dans le tissu cellulaire sous-cutané très-lâche du rat, du chien ou du cochon d'Inde, puisse con-

(1) Thèse. De la greffe animale, p. 78.

tracter une adhérence dans un milieu que nous avons dit être pour l'adhérence si désavantageux ? Nous croyons pouvoir répondre : Cette condition certainement désavantageuse pour l'adhérence est contrebalancée par d'autres circonstances très-favorables : La partie insérée est à l'abri du contact de l'air ; le suc nourricier l'entoure de toutes parts, et une température constante et élevée facilite le phénomène d'adhérence, comme nous allons le montrer dans le paragraphe suivant.

§ II.

INFLUENCE DE LA CHALEUR.

Arrivé à notre quatorzième expérience, nous n'avions eu à noter sur les chiens et les cobayes que des insuccès ; pourtant, dans tous les cas, nous avions opéré avec le plus grand soin, et à chaque nouvel essai, nous nous placions dans de nouvelles conditions. Il importait donc de nous créer un guide, au risque d'être, comme par le passé, exposé à de nombreuses déceptions.

Comme le phénomène que nous désirions produire est un phénomène d'activité cellulaire du côté du lambeau, nous avons comparé ce phénomène à un phénomène de même ordre, celui de la segmentation du vitellus chez les ovipares, phénomène dont les conditions de manifestation sont parfaitement déterminées. Et nous nous sommes demandé si ces mêmes conditions ne seraient pas celles où il faudrait placer nos opérés pour voir se manifester la néoformation qui réunit à un corps vivant une partie entièrement séparée.

Les causes qui président à la production du phénomène que nous prenions comme terme de comparaison sont multiples, mais une seule, la chaleur, attira tout d'abord notre attention, comme devant avoir une grande influence sur la prolifération des cellules plasmatiques.

Voilà la série des raisonnements qui nous ont conduit à nos recherches, tant expérimentales que bibliographiques, prouvant l'intervention de l'agent calorique dans le travail cellulaire qui conduit à l'adhérence.

Mais, avant de faire connaître les résultats que nous avons obtenus, nous croyons bon de justifier notre point de départ.

α. Nous avons dit : le phénomène que nous désirons provoquer est un phénomène d'activité cellulaire du côté du lambeau.

Quelques recherches microscopiques nous ont en effet appris :

1. Qu'il faut le double concours des cellules plasmatiques du lambeau et de celles de la brèche pour qu'il y ait adhésion ;

2. Que, dans tous les cas d'insuccès, les cellules plasmatiques restent inactives du côté du lambeau, tandis que celles de la plaie subissent les mêmes transformations que l'on observe dans les cas où il y a adhérence.

Il est donc probable que, si la réunion organique ne s'effectue pas, il faut en chercher la cause dans le défaut d'activité des éléments antomiques du lambeau, qui ne sont pas influencés de la même manière que ceux de la brèche.

Il convenait donc de porter toute notre attention sur ce lambeau. C'était lui qu'il fallait placer dans un milieu propre à l'apparition des phénomènes de prolifération.

6. En second lieu, nous avons dit que le phénomène que nous étudions était de même ordre que celui de la segmentation du vitellus chez les ovipares.

Inutile d'insister sur ce point, rien n'est plus comparable aux divisions successives observées dans la masse vitelline (1) que le mode de fractionnement dans le tissu conjonctif des cellules préexistantes, pour donner naissance à d'autres cellules semblables qui dans toutes cicatrisations par première intention, constituent les matériaux d'union. Mais il n'importait pas seulement que les résultats microscopiques fussent les mêmes, il nous fallait de plus, pour être à l'abri de critique, que ces résultats fussent observés sur des corps placés dans les mêmes conditions d'isolement que notre lambeau.

Ce dernier, ne vivant plus de la même vie que le sujet sur lequel il est placé, devait être comparé à des corps sans connexion vasculaire ou nerveuse avec un organisme vivant, et ne recevant de cet organisme aucune influence vitale qui pût expliquer l'apparition de nouvelles cellules.

En d'autres termes, nous devions assimiler notre lambeau à des corps dont les éléments histologiques retiraient directement et exclusivement leur activité nutritive des forces physiques du monde extérieur.

Nous trouvons, il nous semble, toutes ces conditions réunies dans l'œuf des ovipares soumis à l'incubation.

Nous croyons devoir ajouter que ce sont des phénomènes comparables quoique produits par des causes essentiellement différentes. En effet, bien que ce soit la fécondation qui ait mis l'œuf en état possible d'activité cellulaire, et que ce soit l'irritation produite par le trau-

(1) Coste. Développement des corps organisés. 1 vol., p. 62.

matisme, la dissection, qui ait développé chez la cellule plasmatique une propriété nouvelle (irritabilité formatrice), il existe, comme nous l'avons prouvé, des points de ressemblance entre les premiers états anatomiques qui surviennent de part et d'autre.

Mais nous devons faire remarquer que, dans notre idée, nous n'établissons de rapprochement qu'entre la période de segmentation des cellules plasmatiques et celle des cellules du vitellus, et que nous ne nous occupons en quoi que ce soit des phénomènes consécutifs, n'en ayant nullement besoin pour édifier notre théorie.

γ. Enfin, il nous reste à rappeler l'action de la chaleur dans l'incubation.

Pendant cette période, les ovipares produisent plus de chaleur qu'à l'état normal.

Le thermomètre, placé au milieu d'œufs sous le ventre de la poule, varie de + 42° à + 46° (Gavarret p. 380, *Chaleur*).

Certaines espèces d'ophidiens, pendant tout le temps que dure l'incubation, se rapprochent des animaux supérieurs par l'excès de leur température sur celle du milieu ambiant.

Valencienne a constaté que la femelle d'un serpent python, les premiers jours de l'incubation, entourait les œufs d'une température de + 39°,5, température qui surpassait de 18° la température de la cage, tandis que d'ordinaire il n'y avait qu'une différence de 2 à 3°.

Ces quelques observations suffisent pour démontrer la grande part que prend la chaleur à la production des premiers phénomènes vitaux.

Tels sont les motifs qui nous ont porté à étudier les effets de la chaleur sur les greffes animales.

Si, pour certains, les vues qui nous ont suggéré nos expériences ne laissent pas que d'être assez spécieuses, nous espérons, du moins, que les résultats auxquels nous sommes parvenu paraîtront suffisamment concluants.

Dans cette étude, nous adopterons les mêmes divisions que celles que nous avons adoptées dans le paragraphe précédent.

1° Nous analyserons les expériences que nous avons instituées dans ce but ;

2° Nous chercherons un appui à notre théorie dans les observations cliniques ou expérimentales connues dans la science ;

3° Nous expliquerons l'influence de la chaleur sur les phénomènes adhésifs.

I.— Résumé de nos expériences.

Cette analyse sera courte ; car, en passant en revue dans le paragraphe précédent nos expériences pour y étudier l'influence de la texture, nous les avons suffisamment développées. Nous nous contenterons de dire que, dans tous les cas où les surfaces en contact appartenaient à des tissus denses, il suffisait d'ajouter le pansement à la ouate pour être sûr de l'adhérence, ainsi que le témoignent les expériences XIV, XV, XVII, XVIII, XXII, XXIII, XXVIII, XXIX, XXX.

Nous devons ici faire remarquer, comme nous l'avons déjà dit, que, dans les expériences XXVI et XXVII, bien que l'insertion fût bonne et qu'on eût fourni la chaleur nécessaire, il y eut insuccès que nous avons attribué à une eau impure.

Lorsque la seule condition de densité se trouvait remplie, nous n'avons pas eu de succès, comme le prouvent les expériences XII, XIII, XXIV, XXV.

Tous les cas dont nous venons de parler se rapportaient aux chiens ; donnons maintenant, en quelques mots, les résultats obtenus sur les cochons d'Inde.

Quoique, dans les expériences XXXIV et XXXVII, l'insertion des lambeaux eût été opérée sur le muscle avivé, et l'animal placé dans une étuve, l'adhérence ne se fit pas par cette raison, qu'il n'y avait pas eu de compression exercée sur le lambeau, influence sur laquelle nous insisterons dans le paragraphe suivant. Au contraire, dans l'expérience XXXVIII, où se trouvaient remplies à la fois les conditions de section, de température et de compression, il y eut adhérence.

Nous dirons maintenant quelle a été notre manière de faire pour obtenir la température convenable. Dans les expériences sur les cochons d'Inde, nous avons fait usage d'une étuve à + 30°, où nous laissions ces animaux pendant trois jours. Nous ne pouvions songer à procéder de la même manière avec les chiens, à cause de la difficulté de chauffer à une température constante un local assez grand pour les contenir. Nous avons alors eu l'idée d'entourer la partie opérée de couches de ouate, à la manière du pansement de M. Alph. Guérin. De cette façon, nous avions une atmosphère artificielle de + 37° et même + 38°, ainsi que nous l'avons constaté à plusieurs reprises. Nous avions de plus le gnand avantage d'obtenir, sans la moindre surveillance, une température tout à fait constante.

Le pansement est simple et facile à maintenir. Voici comment nous le pratiquions : L'animal était étendu dans la gouttière qui avait servi à l'immobiliser pendant l'opération et à laquelle il était fixé par les quatre membres et le museau; nous appliquions sur la plaie plusieurs couches de ouate, dont nous engagions les extrémités droite et gauche entre les bords de la gouttière, et nous maintenions le tout au moyen d'une bande dont les nombreux tours comprenaient et l'animal et la gouttière. Au bout de quarante-huit heures, l'appareil était enlevé pour constater l'état de la greffe. S'il y avait adhérence, nous refaisions le pansement; et, pour maintenir l'animal dans sa même immobilité, nous lui donnions à manger au moyen de la sonde œsophagienne. Les aliments, ainsi fournis, étaient peu abondants, et peut-être faut-il attribuer à cette insuffisance de nourriture, ainsi qu'à l'action de la morphine, la mort de la plupart de nos animaux.

Les greffes sur oiseaux ne semblent pas, d'après les deux succès que nous avons obtenus sur canard (exp. I) et sur pigeon (exp. II), ne semblent pas exiger le moindre pansement; Wiesmann, dans le cas de réussite sur colombe (exp. II), n'a rien appliqué sur le lambeau suturé. Voici l'explication que nous proposons : Chez les oiseaux, dont la température est plus élevée, la chaleur propre de l'animal échauffe assez le lambeau pour que, malgré la déperdition, ce dernier conserve une chaleur suffisante. Du reste, chez ces animaux, la déperdition est réduite au minimum. La couche de graisse qu'on peut conserver chez ces derniers, alors qu'on est obligé de l'enlever sur les chiens, s'oppose à la sortie du calorique que possède la partie interne du lambeau, la seule qui ait besoin d'une température élevée et constante, puisque c'est la seule qui soit le siége de prolifération. Ainsi, dans cette variété de greffes, le nerf régulateur physiologique de la chaleur est remplacé par un régulateur physique : la graisse, corps mauvais conducteur du calorique, conserve la température acquise.

De ces expériences sur les animaux il résulte, à notre avis, que l'on ne doit pas s'occuper de donner aux cellules d'un lambeau quelconque, pour le mettre en état de prolifération, toute la quantité de chaleur nécessaire à la production du phénomène, comme on est obligé de le faire lorsqu'on soumet des œufs à une incubation artificielle. Il résulte également que toute la chaleur nécessaire à cet acte provient de l'animal sur lequel on opère, et qu'alors l'atmosphère artificielle employée n'a pour but que d'empêcher la déperdition ; car le lambeau, pendant les premières heures, se comporte comme les corps inorganiques et se trouve comme eux soumis aux lois du rayonnement : Empruntant sans cesse du calorique à l'animal, il le cède à mesure à l'air ambiant.

II. — Analyse des observations cliniques ou expérimentales connues dans la science.

Nous désirions savoir si nous pourrions découvrir l'influence de la température dans les cas de recollement de doigts, de nez, d'oreilles entièrement séparés, en d'autres termes, si les faits suivis de réussite avaient été observés à une époque de l'année plutôt qu'à une autre, et, de préférence sous certains climats.

A cet effet, nous avons rassemblé un grand nombre d'observations (116) de nez, de doigts, d'oreilles, complètement sectionnés et réunis par première intention. Mais il ne nous a été possible de trouver quelques indications au sujet de la température que dans 45 observations.

Ce total se subdivise de la façon suivante :

Oreille, 2 observations.

Nez, 16 observations;

Doigts, 27 observations.

Sur ces 45 cas, le mois où est arrivé l'accident est indiqué 34 fois.

Si nous mettons en regard de chaque mois le nombre des cas observés pendant son cours, en commençant par les mois qui en contiennent le plus, nous aurons le tableau suivant :

Juin........	6	Janvier....	3
Mai.........	5	Mars......	3
Septembre..	5	Octobre...	2
Août........	4	Novembre.	2
Juillet......	2	Avril... ..	1
		Décembre.	1

Un simple coup d'œil jeté sur ce tableau (1), nous

(1) Il nous paraît nécessaire de citer, pour chacun de ces faits, le nom de l'observateur, afin de rendre le contrôle possible et de dispenser ceux qui voudraient apporter de nouveaux matériaux à cette étude de toutes les recherches que nous avons dû faire.

Faits en juin. — Doigts : Balfour, Braun, Barthélemy, Després Testa : oreille : Manni.

Faits en mai. — Doigts : Vergely; nez : Loubet, trois cas, d'Hoffacker.

Faits en septembre. — Doigts : Beau, Petit, Laboulbène ; nez : Garengeot; oreille : Magnin.

Faits en août. — Doigts : Berenger-Féraud, Flurant, Garengeot; nez : Nichols.

Faits en juillet. — Doigt : Dubroca; nez : Hoffacker.

Faits en janvier. — Doigts : Della Cella, Houlton ; nez : Hoffacker.

Faits en mars. — Doigt : *Journal de pharmacie;* nez : Hoffacker.

Faits en octobre. — Doigts : Baillet, Ollier.

Faits en novembre. — Doigt : Lespagnol ; nez : Carlizzi.

Fait en avril. — Doigt : Grosclere.

Fait en décembre — Doigt : Dubrueil.

montre que les cinq mois de juin, août, juillet, mai et septembre réunissent 22 faits, tandis qu'on n'en compte que 12 pour les six mois de janvier, mars, octobre, novembre, avril et décembre.

On voit, en outre, que nous n'avons pas rencontré de cas arrivés en février.

Quelques-uns des faits contenus dans la seconde partie du tableau ne sont pas peut-être à leur véritable place; on devrait, avant de classer les cas qui, par exemple, sont arrivés en Italie (1), tenir compte de la différence apportée par le climat. Cette remarque ne saurait s'appliquer au fait (doigt) de Della Cella, arrivé à Chiavari, le 1er janvier; l'observation porte en effet que, ce jour-là, le froid était intense. Mais en est-il de même pour le fait (nez) de Carlizzi survenu à Naples en novembre ?

Nous avons rencontré cinq faits que nous n'avons pu classer, l'indication précise du mois n'ayant pas été donnée. Mais les observations portent que les accidents étaient arrivés en été. Ce sont les faits concernant des doigts, des Drs Piedagnel, Laborde et Semeets de Liège, et les faits concernant des nez des Drs Immisch d'Heideberg et Walter de Bonn.

Trois autres faits nous paraissent être arrivés en été, quoique cela ne soit pas indiqué en propres termes : certaines circonstances notées dans les observations nous le font supposer.

1° Le Dr Barthélémy raconte que Mme S. s'est coupé le doigt en nettoyant des asperges;

(1) La méthode la plus scientifique de classement aurait été de comparer les faits en les rapportant non aux mois, mais aux températures moyennes de ce mois. Mais il nous a été impossible de procéder de la sorte. Le nom du lieu où est arrivé l'accident manque souvent dans l'observation, et les moyennes mensuelles sont loin d'être déterminées dans les différentes régions.

2° Le Dr Denny dit que l'accident est arrivé en coupant de l'herbe;

3° Enfin, le Dr Ollivarès en publiant en juin 1848 son fait de doigt coupé, disait qu'il l'avait observé deux mois auparavant. En outre, l'accident arriva à Santiago.

Restent trois cas de nez coupés arrivés sous un climat chaud :

Les faits de Fioraventi et de Ranzi, à Naples, et le fait de Molinelli, à Venise.

Si nous ne pouvons affirmer que la guérison de tous ces cas est due à la température, nous pouvons tout au moins, d'après les réflexions qui précèdent, faire cette remarque que la guérison du plus grand nombre de ces 45 faits a toujours concordé avec une température moyenne des mois chauds.

Pour compléter cette étude, il nous aurait fallu passer en revue les cas où il n'y a pas eu guérison. Par la réunion des faits de ce genre, il est probable que nous aurions pu dresser un tableau où les mois seraient classés dans un ordre inverse. Mais les matériaux de cet examen nous ont fait défaut. On n'a malheureusement pas l'habitude de consigner les résultats négatifs.

Après avoir montré l'influence de la température dans les réunions des parties accidentellement séparées du corps, examinons si l'on retrouve cette même influence dans les quelques opérations d'autoplastie sans pédicule et dans les expériences des divers physiologistes.

Dans le cas de rhinoplastie apédiculée, racontée par Dutrochet, on ne trouve aucune date, mais ici, cette indication nous est complètement inutile, sachant que c'est sous le climat des Indes qu'a eu lieu l'opération.

La fameuse opération de Büngers a été faite le 24

juin. En outre, le lambeau fut recouvert d'une charpie fine, moelleuse et sèche, maintenue par un emplâtre agglutinatif.

L'opération d'ectropion de M. Le Fort a été effectuée le 3 avril. La partie transplantée a été recouverte d'une lamelle de baudruche dont on a badigeonné la face externe avec du collodion, et sur le tout était appliquée de la charpie sèche, retenue au moyen d'une bande de flanelle faisant plusieurs fois le tour de la tête.

Si maintenant, nous passons aux expériences de greffes cutanées sur les animaux, voici ce que nous trouvons :

Baronio a obtenu ses six succès pendant les mois d'avril et de mai. En outre, il avait la précaution d'entourer l'animal de charpie et d'un bandage roulé ; ajoutons que cet expérimentateur opérait en Italie, à Rome.

Gohier, de Lyon, voulant contrôler les succès du physiologiste italien, n'eut que des insuccès. Les observations ont pour date les mois d'août, octobre et novembre et indiquent que, sur le lambeau, on appliquait une couche de terre glaise.

Wiesmann fit deux de ses expériences suivies d'adhérence pendant les mois de mars (exp. IX, bélier), d'avril (exp. XII, bélier). Le succès complet obtenu sur l'âne porte pour date le mois d'août.

M. Bert a obtenu deux de ses adhérences pendant les mois de mars (rat sur rat, chat sur rat).

Depuis que nos expériences nous ont révélé l'influence de la température sur les phénomènes adhésifs, le motif le plus puissant de la réussite des greffes que l'on pratique, soit dans la cavité péritonéale, soit dans le tissu cellulaire sous-cutané ou intra-musculaire, se presente de lui-même :

Les greffes internes ont un résultat à peu près certain, parce que la partie entée est entourée d'une température constante élevée qui est celle de l'animal.

Cette même explication convient aux greffes que l'on peut appeler externes-internes, et qui sont, comme les précédentes, souvent accompagnées de réussite. Nous avons nommé les transplantations de cornée et lesin-rse tions de dents, qui deviennent de véritables greffes internes lorsque les paupières ou la bouche sont fermées, et qui, dès lors, sont, comme ces dernières, entourées d'une température élevée et constante.

III. — Explication de l'influence de la température.

Dans le commencement de nos expériences, nous nous étions imaginé que la coaptation organique ne pouvait se faire que dans le cas où la chaleur du lambeau était sensiblement équivalente à celle du corps, et nous pensions, pour cette raison, que, si les expériences de mammifères sur oiseaux réussissaient, tandis que celles d'oiseaux sur mammifères avaient jusqu'ici échoué, cela tenait à ce que, dans les premières, le lambeau transplanté trouvait sur le corps de l'oiseau une chaleur suffisante, tandis que, dans les secondes, il n'en était pas ainsi pour le lambeau de l'oiseau transplanté sur le mammifère. Nous avons voulu appuyer cette idée théorique par des expériences, et voici ce que nous avons fait. Sur deux ulcères en bon état nous avons inséré une vingtaine de greffes prises sur moineau, pigeon et poule; nous avons mis en même temps, sur les mêmes ulcères, comme terme de comparaison, une dizaine de greffes dermo-épidermiques humaines dont le résultat, comme on le sait, est presque toujours heureux. Mais quel n'a pas été notre étonnement de voir les premières greffes adhérer presque aussi bien que les autres. Il fallait donc abandonner notre première idée, d'autant plus qu'à la même époque il nous fut envoyé, par le Dr Immisch, médecin des duels de l'Université d'Heidelberg, un certain nombre de faits dont on trouvera plus loin la relation, et dans lesquels ce praticien raconte avoir obtenu plusieurs succès au moyen de l'emploi de compresses d'eau glacée.

A la suite de ces faits, voici, sur le point qui nous occupe, ce que nous croyons pouvoir admettre.

Il est un fait observé que la cicatrisation des plaies peut se faire à différentes températures, mais que ces phénomènes de cicatrisation se font beaucoup plus rapidement lorsque la température est élevée. C'est ce que l'on constate, dans la série anormale, chez les êtres dont la température diffère. Et, à ce sujet, citons un passage du savant mémoire de MM. Vulpian et Philippeau (1) sur la régénération des nerfs :

« Les phénomènes de régénération ne marchent pas non plus avec la même rapidité chez les animaux de classes différentes. Ainsi, la régénération paraît se produire plus promptement chez les oiseaux que chez les mammifères, et la tendance à la réunion ou à la production d'un tissu nouveau intermédiaire aux deux bouts séparés paraît aussi plus active chez les premiers que chez les seconds. Pour n'en citer qu'un exemple, M. Auguste Valler a vu, trois jours après la section du sciatique, chez un pigeon, l'extrémité inférieure du bout spi-

(1) Mémoire de la Société de biologie, 1859, p. 413.

nal, présenter un renflement formé par une exsudation gélatineuse dans laquelle on apercevait déjà des fibres nerveuses nouvelles. (Compte-rendu de l'Académie des sciences, 15 mars 1852.)

« Si de la classe des oiseaux nous passons à celle des batraciens, nous trouvons au contraire que les phénomènes de régénération affectent une marche excessivement lente. »

La différence apportée par l'espèce animale dans l'évolution des phénomènes dont il vient d'être question tient uniquement à une différence de température.

La chaleur (1), en effet, qu'elle soit intrinsèque ou extrinsèque, active tout travail cellulaire. Tous les chirurgiens ont constaté que la cicatrisation s'effectue beaucoup plus vite en été qu'en hiver, et que la réunion immédiate s'obtient plus fréquemment dans les pays méridionaux que dans le nord.

La chaleur se comporte, par rapport aux phénomènes de cicatrisation, de la même manière que pour la série des phénomènes qui président à la naissance d'une plante et à son développement complet (2). *Sous de climats différents, deux mêmes plaies reçoivent, pour arriver à guérison, une quantité égale de chaleur.*

(1) Guyot, Traité de l'Incubation, 1840.

(2) La durée de la végétation paraît être en raison inverse de la température moyenne ; de sorte que, si l'on multiplie cette température moyenne par le nombre de jours durant lesquels une même plante végète dans des climats distincts, on obtient des nombres à peu près égaux. Ce résultat n'est pas seulement remarquable en ce qu'il semble indiquer que sous toutes les latitudes, à toutes les hauteurs, la même plante reçoit, dans le cours de son existence, une quantité égale de chaleur ; il peut aussi trouver une application directe en permettant de prévoir la possibilité d'acclimater un végétal dans une contrée dont on connaît la température moyenne du mois. (Boussingault, Economie rurale, 2e éd., t. II, p. 690).

Partant de ce fait que la prolifération est plus rapide, à une température élevée, il est facile de comprendre que, dans les cas de greffes, l'adhérence du lambeau aura lieu plus rapidement. Dès lors, ce dernier entre plus promptement dans le torrent de la circulation générale, et par suite se trouve moins longtemps exposé aux chances de mort que peuvent lui apporter les différents agents délétères.

Les cas de réussite du Dr Immisch, par l'emploi d'une méthode que nous sommes loin d'adopter, concordent, eux aussi, avec la théorie que nous venons d'émettre. Les compresses d'eau glacée qu'emploie ce chirurgien ont, suivant nous, deux effets différents, mais simultanés. D'une part, si le froid retarde les phénomènes d'adhérence, de l'autre, ainsi que nous l'avons prouvé dans notre premier chapitre, il conserve au tissu du lambeau transplanté une vitalité assez longue pour attendre la formation du pont organique qui lui amènera des aliments de nutrition et lui assurera des moyens d'existence.

§ III.

INFLUENCE DE LA COMPRESSION.

Si nous sommes arrivé à déterminer les deux conditions précédentes, la texture et la température, au moyen de l'induction; pour la compression, nous avons employé une autre méthode, l'observation des faits : nous avons remarqué en effet que nos succès n'existaient que là où la compression était mise en usage, nos insuccès que là où elle faisait défaut.

Dans toutes les expériences où nous nous sommes servi du pansement à la ouate, nos opérations ont eu un résultat heureux ; en l'employant, nous n'avions en vue que la température, sans vouloir rechercher l'effet d'une compression qui par cela même existait, puisqu'elle est une condition de réussite pour le pansement.

Au contraire, toutes les fois que nous avons expérimenté sur le cochon d'Inde, il ne nous était pas possible d'appliquer ce pansement, à cause de la difficulté de maintenir et l'animal en repos et le pansement en place. Une fois le cochon d'Inde renfermé dans une étuve, nous ne recouvrions le lambeau que d'une épaisseur de baudruche, sans exercer aucune compression. Dans tous les cas il y eut échec, quoique deux expériences (xxxiv et xxxvii) aient été faites dans les meilleures conditions, c'est-à-dire à une température convenable et avec des tissus à texture serrée.

L'application des bandages compressifs sur cobaye nous étant interdite, ainsi qu'on vient de le voir, force nous fut de trouver quelque moyen pour les remplacer : L'expérience xxxviii montre de quelle manière nous arrivâmes à ce but ; après avoir enlevé un lambeau d'une étendue de 4 centimètres d'avant en arrière et de 5 centimètres de droite à gauche, nous en retranchâmes une parcelle de 2 centimètres dans ce dernier sens ; ainsi diminué, le lambeau fut implanté, et les bord, mis en contact au moyen de nombreuses sutures. Le lambeau n'étant plus de la même étendue que la plaie, et cependant la réunion étant faite artificiellement, il en résultait un tiraillement des téguments qui produisait une certaine compression ; l'opération avait eu lieu dans les meilleures circonstances : bonne texture, température convenable, compression suffisante, aussi il y eut adhérence ; mais l'animal mourut au bout de cinq jours.

Chez les poules et les pigeons la compression se produit naturellement d'une manière identique, leurs téguments ne se prêtant pas à une grande mobilité.

Si nous examinons quel procédé suivait Wiesmann dans les réimplantations qu'il pratique, nous trouvons que la compression y est mise en usage, soit au moyen de bandelettes agglutinatives, soit au moyen d'un bandage roulé autour de l'animal. Nous constatons le même fait dans les observations citées par Baronio, et dans ces derniers temps la relation qu'a exposée M. Bert de ses transplantations cutanées nous offre un nouvel exemple. Dans trois cas suivis de succès (rat sur rat, chat sur chat, chat sur lapin), ce dernier physiologiste s'est servi d'un bandage circulaire dextriné. Enfin nous citerons en dernier lieu l'observation de M. Le Fort, relative à un ectropion ; ce chirurgien *fit une légère et sérieuse compression* en appliquant sur la plaie un tampon de charpie serré au moyen d'une bande de flanelle faisant plusieurs fois le tour de la tête.

Des résultats rapportés ci-dessus, nous devons tirer cette conclusion : c'est qu'il faut, pour la production de l'adhérence, un contact immédiat, permanent, et de plus intime ; on comprend aisément que, pour que les jeunes cellules puissent remplir un rôle utile, il est essentiel qu'elles soient dans le rapport le plus absolu avec les cellules du tissu sur lequel elles sont implantées.

CHAPITRE III

RÉSUMÉ ET DÉDUCTIONS PRATIQUES.

Jetons un coup d'œil sur l'ensemble de notre travail.

Une partie séparée conserve sa vitalité pendant plusieurs jours; elle est apte à contracter adhérence pendant tout ce temps.

M. Ollier a greffé sur des lapins des lambeaux de périoste d'un animal de la même espèce après vingt-cinq heures de séparation, M. Bert des queues de rats apres sept jours. La limite à laquelle nous sommes parvenu est de cent huit heures pour des petits lambeaux cutanés.

Il est supposable, en voyant la contractilité de l'iris, exister seize jours après la mort (Brown-Séquard), que la limite extrême à laquelle l'adhérence peut encore s'opérer, sera reculée de plusieurs jours.

Dans les derniers jours comme dans les premiers, l'aptitude du tissu à contracter adhérence est à peu près la même.

C'est un fait d'une grande utilité pratique : le chirurgien sera toujours mandé à temps pour restituer un organe; en outre il pourra se servir, pour la reconfection d'un organe séparé, d'un lambeau enlevé depuis un certain laps de temps.

On pourra dans un but plastique recueillir des tissus dans un amphithéâtre immédiatement ou peu de temps après la mort.

Pour conserver un lambeau, il faut le maintenir à

une basse température, dans un vase hermétiquement fermé.

Jusqu'ici, on ne connaît aucun liquide propre à prolonger la vitalité des tissus. Une dissolution très étendue de potasse, pourrait peut-être jouer un rôle utile. L'eau pure est un agent des plus nuisibles.

Quelques liquides, tels que l'urine, ne détruisent pas rapidement cette vitalité, et même ne sont point un obstacle à l'adhérence (1).

Pour savoir si une partie est encore propre à contracter adhérence, il ne faut se baser que sur le temps écoulé depuis la séparation et sur le mode de conservation.

Les conditions nécessaires à l'adhérence d'un lambeau sans pédicule sont différentes des conditions nécessaires à son maintien.

D'après nos expériences, pour arriver à l'adhérence, il a fallu réunir les trois conditions suivantes: une texture dense, une température assez élevée et une douce compression.

Toutes les fois que ces deux dernières conditions sont seules remplies, ou autrement dit que l'une des surfaces ou les deux surfaces mises en contact sont recouvertes de tissu cellulaire, l'opération est suivie d'insuccès.

Au contraire, si une texture dense sur chacune des parties est jointe à une température et à une compression suffisante l'adhérence est assurée.

(1) M. Bert a pu greffer une queue de rat plongée pendant quatre heure dans une solution d'urée au cinquantième. Dans une de mes expériences, un lambeau cutané est resté pendant vingt-quatre au contact de l'urine, et l'adhérence s'est effectuée. Des nez, des doigts ont été lavés avec de l'urine chaude avant d'être réappliqués, et néanmoins le succès a été noté.

Si les nez et les doigts entièrement séparés sont, dans la majorité des cas, réintégrés dans leur place, il faut en chercher uniquement la raison dans la texture dense que présentent les tissus au niveau de la section.

C'est en nous fondant sur cet état anatomique que nous avons été amené à étudier expérimentalement l'influence de la texture.

Chez l'homme, où la mobilité des téguments est moins prononcée que chez la plupart des animaux qui ont servi aux expérimentateurs, les restitutions cutanées s'opèrent plus facilement.

Cette coaptation se fait mieux sur certaines régions du corps, telles que les doigts, les orteils et surtout à la face, où, dans de nombreux endroits, les fibres musculaires viennent se terminer daus l'épaisseur de la peau.

Les lambeaux détachés par accident se réunissent beaucoup mieux que ceux que l'on prépare pour une expérience; on en trouve l'explication dans ce fait: lors d'un accident, l'instrument tranche indistinctement dans tous les tissus, tandis que, dans une expérience, le bistouri opère uniquement la délivrance au niveau du tissu cellulaire lâche.

Si les Indiens empruntent leurs lambeaux à la peau des fesses, ce n'est pas à notre avis, parce que dans cette région il y a plus de tissu cellulaire sous-cutané, mais parce que le tégument offre plus de consistance, condition anatomique nécessaire pour empêcher l'affaissement du nouvel organe dépourvu de squelette.

Chez les mammifères, le succès des différentes greffes cutanées est en raison inverse de la mobilité des téguments.

Dans les tentatives antérieures à nos opérations sur le chien, aucun succès n'est mentionné: nous n'avons réussi, sur cet animal, qu'en opérant l'insertion sur le tissu musculaire. On triomphera sans aucun doute des autres animaux jusqu'ici rebelles à la greffe en ayant recours au même procédé.

Dans toute opération faite en dehors du concours de la chaleur, l'adhérence est moins certaine; le meilleur moyen pour entretenir autour du lambeau une température élevée est d'avoir recours à un pansement à la ouate, analogue à celui pratiqué par M. Alph. Guérin pour ses amputations.

Quand nous opérions sur des cobayes, nous les faisions séjourner pendant trois jours dans une étuve à environ 30°. Pours les oiseaux, inutile de prendre les mêmes précautions; la chaleur propre de l'animal échauffe assez le lambeau. Du reste ici, la déperdition est réduite au minimum par la présence de la couche de graisse sous-cutanée.

La chaleur active les phénomènes de prolifération, et par suite le travail de cicatrisation. Dès lors, le lambeau participant plus rapidement à la vie générale, se trouve moins longtemps exposé à l'action des agents délétères.

Les compresses d'eau glacée n'empêchent pas la coaptation : d'une part, en effet, si le froid retarde l'adhérence, de l'autre il conserve dans le lambeau la vitalité pendant un temps assez long pour que ce dernier puisse attendre la formation du pont organique qui lui amènera des aliments de nutrition, et lui assurera des moyens d'existence.

La plupart des faits de réussite, que nous avons pu rassembler concernant les doigts, les nez et oreilles entièrement sectionnés, sont arrivés en été ou sous un climat chaud.

Si Baronio, dans ses expériences sur les animaux, a presque constamment réussi, tandis que Gohier, répétant ces mêmes expériences pour les contrôler, n'a eu que des résultats malheureux, c'est probablement parce que le premier opérait en Italie et pendant l'été, tandis que l'autre expérimentait à Lyon pendant l'hiver.

La température constante et élevée du climat des Indes, où la pratique de l'autoplastie sans pédicule paraît familière, ne serait-elle pas non plus la principale cause du grand nombre de succès qu'ont obtenus les chirurgiens de ce pays?

Pour *acclimater* ce genre d'opération dans nos contrées, nous ne voyons pas de meilleur moyen que l'emploi du pansement à la ouate, tel que le pratique M. Alphonse Guérin pour ses amputations.

Et ce pansement n'entoure pas seulement la plaie d'une chaleur élevée et constante, mais encore remplit la condition de compression dont nos expériences nous ont démontré la nécessité.

Enfin, comme pratique non indispensable, mais avantageuse, la fustigation du lambeau nous paraît devoir précéder toute opération de transplantation. Elle attire en abondance dans la partie les sucs nourriciers, et produit une irritation capable d'activer les phénomènes de segmentation. Mais, à notre avis, il convient d'attendre pour faire l'ablation que la réaction et le premier travail cellulaire aient eu le temps de s'opérer.

Telles sont les conditions de l'adhérence. Dans une autre étude, nous nous proposerons de rechercher celles qui la rendent permanente : ce double travail d'analyse pourra conduire à une synthèse qui aura pour résultat l'introduction d'une nouvelle méthode dans la chirurgie plastique.

OBSERVATIONS

§ I. — *Expériences personnelles.*

Exp. I. — Sur un canard de 3 mois, avoir fait, le 10 septembre 1872, l'expérience suivante : Après avoir plumé une partie du dos, j'enlève entièrement un lambeau de peau mesurant 4 centimètres d'arrière en avant, et 5 centimètres de droite à gauche. Le tissu cellulaire sous-cutané est assez graisseux. Dix minutes après séparation, je remets en place le lambeau. J'éprouve quelques difficultés pour rapprocher les lèvres de la plaie des bords du lambeau. Vingt sutures à points séparés sont nécessaires. En avant de cette autoplastie sans pédicule, je dissèque deux lambeaux de 25 millimètres dans tous les sens, mais je ménage pour l'un d'eux un pédicule de 2 centimètres, et pour l'autre un pédicule de 5 millimètres. J'emploie dix-sept sutures pour maintenir ces deux derniers lambeaux.

11 septembre. Le lambeau apédiculé est légèrement violacé, assez chaud; j'exerce avec une pince une assez forte traction à son centre, pour constater son adhérence; la résistance que j'éprouve est manifeste. Les lambeaux pédiculés ont l'un et l'autre une teinte bleuâtre. Ils sont adhérents.

Le 12. Le lambeau apédiculé a une teinte violacée, mais moins prononcée que celle offerte par les lambeaux pédiculés. La partie est chaude, la surface profonde et les bords adhèrent.

Le 13. Légère tuméfaction du lambeau apédiculé. J'enlève une suture : il sort du lambeau une goutte de sang rouge.

Le 14. Quelques parties du lambeau présentent de la sécheresse.

Le 15. Aucune différence entre les deux lambeaux pédiculés et les parties voisines (même couleur, même chaleur). Quant au lambeau, il présente sur toute sa surface un état de dessiccation.

Le 16. La sécheresse du lambeau augmente. Je laisse les fils à ligature.

Le 20. La croûte sèche est détachée dans la moitié du lambeau apédiculé.

Le 22. Toute cette couche sèche est détachée. Elle a plus d'un millimètre d'épaisseur. Elle est aussi large que le lambeau. La partie du dos de l'animal qu'elle laisse à découvert n'a pas l'aspect d'une plaie; cette surface est rosée, comme vernissée. Tout d'abord je pensais qu'élle était constituée par toute l'épaisseur de ce dernier; c'était pour moi un échec. Mais bientôt je changeais d'avis. A la face profonde de cette couche desséchée, j'apercevais plusieurs petites saillies constituées par les bulbes des plumes ; et ces saillies correspondaient à de petits trous sur le dos de l'animal. Cette remarque me porta alors à croire que cette partie n'était uniquement constituée que par l'épiderme épaissi. Bientôt je vis la confirmation de cette idée par l'examen des sutures qui adhéraient encore : ces derniers, en effet, comprenaient dans leur anse et la croûte et le bord de la brèche, et le tissu sur lequel était placée la croûte. Comme, lors de l'introduction des fils, je n'avais pas fait pénétrer l'aiguille au-delà du lambeau, j'avais donc, dans le fait que je venais de remarquer, la confirmation que le derme était resté bien adhérent, et que seul l'épiderme constituait la croûte. Quinze jours après, une vingtaine de petites plumes étaient visibles sur la surface du lambeau apédiculé. Et aujourd'hui, quatre mois après l'opération, la partie est entièrement recouverte de plumes, et il est presque impossible de distinguer l'endroit qui a été opéré.

Exp. II. — 22 novembre. Sur un pigeon dont je plume une partie du dos; j'enlève un lambeau de 4 centimètres de diamètre. Ce lambeau comprend dans deux endroits un peu de tissu musculaire. La couche de graisse est assez épaisse. Sutures nombreuses. Pour empêcher la chute de l'épiderme, comme dans l'expérience sur le canard, j'applique une feuille de baudruche, puis du collodion. Température ambiante variable entre + 8 et + 12. Malgré la baudruche, l'épiderme se détacha sous la forme d'une croûte, que retint un certain temps la couche de collodion. Dans l'étendue d'une pièce de 50 centimes, il y avait une partie du derme qui s'était sphacelée. L'animal mourut un mois après l'opération. Sur le lambeau on ne voyait pas encore de nouvelles plumes.

Exp. III. — Sur un chien de 6 mois avoir enlevé, le 10 septembre, un lambeau mesurant 7 centimètres dans les deux sens. Réapplication sur le tissu cellulaire peu épais. Nombreuses sutures. Aucun topique. Pas de bandage. Le chien est mis en liberté. Le lambeau tomba en suppuration, sauf un petit endroit au niveau du bord postérieur, qui resta adhérent à l'animal.

Exp. IV. — 16 octobre. Avoir fait sur un chien de 6 mois une autoplastie au niveau de la région lombaire d'un lambeau, mesurant 5 centimètres dans les deux sens. Les bords ont été taillés à pic, et réappliqués à la place qu'ils occupaient avant la dissection. Le tissu cellulaire était peu abondant. Dix-huit sutures maintiennent le lambeau en place. Pour empêcher le dessèchementdu lambeau, nous le recouvrons d'une baudruche, collée au moyen d'une forte couche de collodion. L'animal reste lié sur la table d'opération pendant vingt-quatre heures. Au bout de ce temps, il est mis dans sa loge. Quarante-huit heures après, suppuration; à travers la baudruche on voyait une couche de liquide rougeâtre, sanieux, sur le lambeau. La membrane enlevée, je constate la mortification de la greffe.

Exp. V. — Sur un chien de près d'un an je fais, le 18 octobre, une ablation de peau mesurant dans les deux sens 4 centimètres. L'opération est pratiquée sur le dos au niveau de la ligne médiane. Le tissu cellulaire sous-cutané est légèrement graisseux. Le lambeau est remis en place après une demi-heure de séparation et retenu par vingt sutures. Aucune application de topique ou de linge n'est faite sur la partie opérée. Immobilité complète pendant quarante-huit heures durant lesquelles six injections de morphine ont été faites.

Ce laps de temps écoulé, je constate de la sanie purulente qui suinte entre les sutures. J'enlève ces dernières. Aucune trace d'adhérence. L'animal était resté bien immobile.

Exp. VI. — Le 20 octobre, j'ai pratiqué une nouvelle opération de la même manière que la précédente, mais en ayant bien soin de mettre les bords parfaitement en contact dans toute leur étendue. A cet effet, j'applique dix-neuf sutures profondes et douze superficielles. J'ai éprouvé beaucoup de difficulté à faire correspondre les bords, et cela parce que, en serrant les sutures, les surfaces épidermiques des deux lèvres rapprochées glissaient l'une sur l'autre, de sorte que, lorsque le nœud était serré, les bords ne se joignaient plus par la surface saignante, même par la face épidermique. Le chien a été tenu vingt-quatre heures lié sur la table; au bout de ce temps, il est remis dans sa loge. Le surlendemain de l'opération, je constate une suppuration aussi bien de la part des bords que de la part de la face profonde du lambeau.

Exp. VII. — Le 21 octobre. Par une température d'environ 8, avoir enlevé sur le dos d'un chien couché dans une gouttière un lambeau de peau d'une largeur de 5 centimètres dans les deux sens. Délivrance du lambeau au niveau du tissu cellulaire sous-cutané. Avoir mis le lambeau pendant une demi-heure dans de l'alcool mélangé avec 4 parties d'eau. Application de cette peau encore imprégnée du liquide sur la brèche; fixation parfaite des bords au moyen de 16 points de suture, comprenant dans leur anse le tissu musculaire sous-jacent; compresses d'alcool fréquemment renouvelées. L'animal reste immobile dans la gouttière, sous l'influence de doses répétées de morphine. Au bout de vingt-quatre heures, impossible de juger du sort de la greffe. Mais quarante-huit heures écoulées, nous constatâmes la présence du pus, et le manque d'adhérence.

Exp. VIII. — Le 23 octobre. Sur la région pectorale droite, avoir taillé un lambeau de 4 centimètres de diamètre. Avant de tracer le lambeau, je pratique la fustigation de la région à la manière indienne, pendant plus d'un quart d'heure. A la suite de cette irritation, j'ai remarqué que le tégument, loin de présenter plus de chaleur, était au contraire moins chaud, quoique la peau fût très-rouge (1). L'insertion de la greffe a été faite sur un tissu cellulaire peu abondant. 14 sutures profondes, 8 superficielles assurent du côté des bords le contact le plus intime. L'animal reste couché quarante-huit heures dans la gouttière. Au bout de ce temps, nous notions encore une suppuration, sans la moindre trace d'adhérence.

Exp. IX. — Le 25 octobre. Sur le dos d'un jeune chien de moins de six mois, avoir remis en place un lambeau de peau, mesurant dans les deux sens 4 centimètres, complètement détaché. Délivrance du lambeau au niveau du tissu cellulaire sous-cutané, presque dépourvu de graisse. La surface de la brèche avait été divisée par de nombreuses scarifications faites dans le tissu cellulaire, de manière à léser un nombre considérable d'éléments anatomiques. Réapplication du lambeau au moyen de 20 sutures. Le chien est tenu couché sur la table pendant quarante-huit heures. Avant de le détacher nous constatons la suppuration générale sans la moindre adhérence.

(1) Depuis, j'ai appris, par une autre expérience, que si on n'effectue pas immédiatement la séparation de la partie, elle devient le siége d'une forte chaleur, dix ou douze minutes après la cessation de la fustigation. Cette remarque me porte à croire qu'il serait pratique de ne pas enlever le lambeau aussitôt la fustigation, mais d'attendre pendant un certain laps de temps que la réaction soit opérée.

Exp. X. — Le 27 octobre. Sur un chien, avoir fait à la cuisse l'ablation d'un lambeau de peau de 3 centimètres de diamètre double d'une couche musculaire assez considérable. Rétraction de la peau. Rétraction inégale des faisceaux musculaires. Pour irriter la surface et faire contracter les petits vaisseaux qui laissaient couler du sang, je fais usage de l'alcool dilué. Réunion de ce lambeau mixte au moyen de 13 sutures. L'animal reste lié sur la table pendant quarante-huit heures, mais a été très-indocile. Suppuration manifeste.

Exp. XI. — Le même jour, sur le même chien, avoir fait sur le dos une greffe de 3 centimètres de diamètre, dont la partie médiane avait l'épaisseur de toute la peau, tandis que les bords étaient coupés en biseau. Dans cette opération, mon intention était de ne pas dépasser le 1/3 interne du derme, mais l'instrument a pénétré plus profondément que je ne voulais. Arroser les surfaces d'alcool au 1/5, 4 sutures profondes, 4 superficielles, sur le tout une feuille de baudruche retenue par une couche de collodion. Quarante-huit heures après, aucune adhérence.

Exp. XII et XIII. — Le 29 octobre. Sur une chienne maigre, garrotée dans une gouttière, le ventre en l'air, avoir disséqué 2 lambeaux de peau, mesurant chacun 4 centimètres de droite à gauche et 5 centimètres d'avant en arrière. Ces deux greffes, débarrassées complètement du tissu cellulaire sous-cutané, ont été appliquées sur les fibres avivées des pectoraux. Sutures nombreuses. L'animal reste couché pendant quarante-huit heures dans la gouttière et dans une salle où le thermomètre marque 10°. 6 doses de morphine, suppuration de part et d'autre.

Exp. XIV et XV. Le 2 novembre. Sur un chien maigre, ablation de 2 lambeaux de peau mesurant 4 centimètres sur 5, de chaque côté de la ligne médiane au niveau des grands pectoraux. Avivement de ces deux muscles. Réapplication du lambeau gauche sur le muscle du côté droit, et ayant égaré le lambeau de droite, j'en dissèque un au niveau du pénis de l'animal. Les 2 lambeaux ont été débarrassés de leur tissu cellulaire sous-cutané. 20 sutures pour chaque lambeau. Pansement à la ouate, injections de morphine.

Le 4. Les 2 lambeaux sont adhérents par leur face profonde; ils sont rosés; au toucher, leur température me paraît aussi élevée que celle des parties voisines. Ouate, injections de morphine.

Le 4. Pas d'adhérence des bords, suppuration dans presque toute leur étendue ; adhérence totale de la face profonde des lambeaux. Ouate, morphine. L'animal est toujours dans la gouttière.

Le 5. Je trouve l'animal mort. J'enlève les 2 lambeaux avec les muscles pectoraux.

Examen histologique. — L'examen a été fait sur une pièce conservée dans le liquide de Müller, traité ensuite par la gomme et l'alcool.

Sous des coupes minces colorées par le picro-carminate au 1 0/0 et examinées dans la glycérine on voit, au niveau de la greffe, la partie profonde de cette dernière formée par les pelotons adipeux de la peau adhérer au tissu musculaire par un tissu de bourgeons charnus; les cloisons qui séparent les masses musculaires sont jusqu'à une certaine distance très-riches en cellules embryonnaires.

De même, du côté de la greffe, les travées qui séparent les vésicules adipeuses sont notablement épaissies et sont revenues à l'état embryonnaire.

Du côté des muscles, on observe une désagrégation des fibres les plus superficielles qui se décomposent en disques; dans leur intervalle on voit une grande quantité de cellules embryonnaires.

Du côté de la greffe, le fait le plus saillant, c'est l'intégrité de tous les éléments de la peau qui paraît avoir continué à vivre: car on n'y rencontre sur aucun point des dégénérescences graisseuses appréciables.

Nous n'avons pas pu voir sur la pièce si les vaisseaux étaient oblitérés, bien que cela paraisse probable.

Dans certaines portions, l'adhérence est tout à fait complète; la peau se trouve réunie au muscle par des fibres de tissu conjonctif. A notre avis, l'adhérence aurait été durable. (Examen pratiqué par M. J. Renaut).

Exp. XVI. — Le 4 novembre. Sur un jeune chien, j'ai voulu répéter l'expérience précédente, mais la couche du pannicule graisseux était tellement épaisse, que je me suis vu dans la nécessité d'opérer sur ce tissu. Le lambeau est lavé avec de l'alcool au 1[10. 25 sutures retiennent en place ce lambeau. Cela fait, fustigation du lambeau et de la plaie pendant un quart d'heure, pansement à la ouate. L'animal reste couché dans la gouttière pendant quarante-huit heures; pendant ce laps de temps, 5 doses de morphine ont été administrées. Suppuration sans la moindre adhérence.

Exp. XVII et XVIII. — Le 6 novembre. Insertion de 2 lambeaux de peau dépourvus de tissu cellulaire sous-cutané sur les muscles pectoraux avivés. Avoir lavé les plaies et les lambeaux avec de l'alcool au 1/5. Nombreuses sutures comprenant dans leurs anses le tissu musculaire. Ouate, compression, immobilité.

Le 8. Adhérence totale des 2 lambeaux par leur face profonde. Suppuration commençante des bords.

Le 10. Adhérence bien manifeste.

Le 14. Les 2 lambeaux sont bien adhérents, mais il y a résorption sur les bords. Les lambeaux mesurent 1 centimètre de moins dans les deux sens.

Le 16. Mort de l'animal. Les 2 lambeaux ne mesurent plus que 2 centimètres dans un sens, sur 3 dans l'autre. Il y a une résorption. Du côté des bords de la brèche, je remarque le même fait, et même la résorption subite par les bords est plus prononcée que celle du lambeau, de sorte que ces bords sont éloignés d'avant en arrière de plus de 7 centimètres, et de droite à gauche de plus de 6. Ce qui reste des lambeaux est bien adhérent.

Exp. XIX. — Le 7 novembre. Sur la partie gauche du dos d'un chien avoir enlevé un lambeau de 4 cent. de diamètre et l'avoir remis en place sur le tissu cellulaire. Vingt sutures; bords parfaitement en contact. Ouate. Immobilité. Le 9 novembre, je constate une couche de pus sous le lambeau.

Exp. XX. — Le 8 novembre. Sur l'aponévrose du grand pectoral gauche d'un chien tenu immobile dans une gouttière, avoir remis à sa place un lambeau de peau de 4 cent., de côté. Avoir fait séjourner la greffe pendant dix minutes dans de l'alcool au 1/5. Vingt sutures. Pansement à la ouate. Le chien reste cloué dans la gouttière quarante-huit heures. Au bout de ce laps de temps; nous constatons une couche de pus sous le lambeau.

Exp. XXI et XXII. — Le 10 novembre. Avoir sur le tissu cellulaire qui recouvre l'apon. du grand pect. droit, fait l'insertion d'un lambeau mesurant 3 cent. dans un sens et 5 dans l'autre; tandis que nous avons appliqué un lambeau de même dimension sur le muscle pectoral gauche. Les deux lambeaux ont séjourné pendant un quart d'heure dans de l'alcool au 1/5. Nombreux points de suture. Ouate. Compression.

Le 12. Le lambeau de droite est soulevé par la suppuration. A gauche le lambeau adhère au muscle. Je mets l'animal en liberté, sans rien appliquer sur la greffe.

Le 13. Je note la chute du lambeau. La surface du muscle pectoral gauche saignait.

Exp. XXIII. — Le 12 novembre. Avoir fait sur la région lombaire d'un chien l'ablation d'un lambeau de 4 cent. de diamètre. Avoir enlevé toute la graisse du côté de la brèche et du lambeau. Application du lambeau directement sur l'aponévrose. Suture comprenant dans leur anse les fibres musculaires. Ouate. Immobilité. Morphine.

Quarante-huit heures après, je constate quelques adhérences bien légères. Je mets le chien en liberté. Le soir le lambeau était complètement détaché.

Exp. XXIV et XXV. — Le 14 novembre. Sur les deux pectoraux d'un chien j'insère deux lambeaux de peau bien dépourvus de tissu cellulaire. Nombreux points de suture. Immobilité. Rien sur les greffes. Pas de ouate. Température ambiante + 10°. Le lendemain le lambeau était pâle, peu chaud.

Quarante-huit heures après. Aucune adhérence. Pus entre les bords et sous leur face inférieure.

Exp. XXVI et XXVII. — Le 15 novembre. Sur un chien âgé de 2 ans, avoir inséré sur le tissu avivé du muscle pectoral gauche un lambeau de 5 cent. de diamètre, et sur l'aponévrose du pectoral gauche un lambeau de même dimension. Les deux lambeaux ont été débarrassés du tissu cellulaire sous-cutané. Pour réprimer l'écoulement du sang, je fais usage d'une eau verdâtre, impure, dans laquelle j'ai la précaution de mettre un peu d'alcool. Nombreuses sutures. Ouate. Immobilité.

Quarante-huit heures après, suppuration abondante de part et d'autre; décollement des bords de la brèche dans une étendue de chaque côté de plusieurs centimètres. Mauvais aspect de toute la surface de la plaie.

Exp. XXVIII. — Le 16 novembre. Sur un chien de moins d'un mois, avoir enlevé au côté gauche de la verge un lambeau de près de 3 cent. de diamètre, avoir fait l'insertion de ce lambeau dépourvu de son tissu cellulaire sous-cutané sur le muscle bien avivé. Pas de suture. Ouate. Compression. A peine le pansement fait et sur le point de laisser le laboratoire, je remarque que le chien a uriné dans la ouate. Forcé de partir, je laisse l'urine en contact avec la plaie pendant vingt-quatre heures.

Le lendemain, malgré le séjour de l'urine sur le lambeau, et malgré l'absence de sutures, le lambeau est adhérent.

Au bout de quarante-huit heures, je mets le chien dans une petite cage. Jusqu'au cinquième jour, le lambeau a paru très-adhérent, le sixième jour, je ne le retrouve plus sur la plaie, ni dans la boîte, où était renfermé l'animal.

Exp. XXIX. — Sur un chien pas très-bien portant, avoir fait le 17 novembre, sur le muscle pectoral l'insertion d'un lambeau de peau provenant d'une amputation faite vingt-quatre heures auparavant. Le lambeau a été conservé dans un vase fermé à une température de + 10°. Ce lambeau mesurait plus de 5 cent. de diamètre. Il était débarrassé de tout son tissu cellulo-graisseux. Sept points de suture. Compression. Ouate. Immobilité.

Au bout de quarante-huit heures, je constate l'adhérence de la face profonde du lambeau.

Deux jours après, la peau avait pris une teinte rosée, la chaleur était manifeste.

Au sixième jour, sous le pansement ouaté. je ne trouve plus aucune trace du lambeau, pas même l'épiderme.

Exp. XXX. — Le 20 octobre. Sur le tissu cellulaire, au dos d'un chien, avoir inséré un lambeau de peau, pris à l'amphithéâtre cinq heures après la mort. Nombreuses sutures. Feuille de baudruche; collodion. Immobilité.

Quarante-huit heures après. Suppuration complète.

Exp. XXXI. — Sur le dos d'un cochon d'Inde, avoir enlevé le 8 septembre un lambeau de 4 cent. de diamètre. Insertion de ce lambeau sur le tissu cellulaire. L'animal est mis dans une chambre dont la température était de + 22°. Dessiccation du lambeau.

Exp. XXXII. — Le 10 octobre, avoir enlevé sur le dos d'un cochon d'Inde, après l'avoir rasé, un morceau de peau mesurant 3 centimètres dans un sens et 4 dans l'autre. L'insertion a été faite sur le tissu cellulaire. Nombreux points de suture. Sur le lambeau, application d'une feuille de baudruche et de plusieurs couches de collodion.

Les jours suivants, j'applique de nouvelles couches de collodion. Le 16 octobre, au travers de cette enveloppe, je constate que le lambeau est souple et tuméfié.

Le 17, un peu de pus sort de dessous le collodion, que j'enlève.

Je trouve alors du pus au-dessous du lambeau, et pas la moindre adhérence.

Exp. XXXIII. — Sur un cochon d'Inde déjà opéré sans réussite, avoir enlevé, le 31 octobre, tout le tissu de cicatrice qui s'était formé à la place de la brèche. La plaie ainsi préparée était constituée par un tissu assez dense. Le lambeau a été pris sur le ventre d'une chienne. Après avoir enlevé tout le tissu cellulaire sous-cutané, j'applique ce lambeau sur le cochon d'Inde au moyen de 25 points de suture. Pas de ouate ; pas de bandage. L'animal est conservé dans une chambre dont la température est de 12°. Le soir même, je constate que le lambeau est chaud et légèrement œdémateux. Cet état s'accentua le lendemain. Quarante-huit heures après, le lambeau avait tout son bord droit décollé et desséché dans une étendue de 5 millimètres ; le reste du lambeau est tuméfié et chaud. Je compte sur un succès. Mais, soixante-douze heures après l'opération, je constate qu'une grande partie du lambeau avait abandonné la plaie. Une simple traction suffit pour l'arracher complètement.

Exp. XXXIV. — Sur un cochon d'Inde, le 4 novembre, avoir enlevé sur la région dorsale un lambeau mesurant 3 centimètres de diamètre. Avoir enlevé de part et d'autre le tissu cellulaire sous-cutané. 16 points de sutures. L'animal est renfermé pendant trois jours dans une étuve marquant en moyenne 30°. Dessèchement sans la moindre adhérence de la part du lambeau.

Exp. XXXV. — Avoir fait le 4 novembre sur un cobaye la même expérience que celle décrite plus haut (XXXIII). Seulement avoir mis l'animal opéré pendant trois jours dans une étuve à 30°. Le lambeau s'est peu à peu desséché ; pas la moindre adhérence organique.

Exp. XXXVI et XXXVII. — Dans ces deux expériences, faites sur cobayes, le 4 novembre, le lambeau a été inséré sur le muscle au moyen de nombreuses sutures. La peau a été débarrassée du tissu cellulaire sous-cutané. Un de ces animaux a été mis pendant trois jours dans une étuve à + 30°, l'autre dans une chambre où le thermomètre marquait + 12°. Dans ces deux expériences il y eut dessiccation du lambeau ; dessiccation qui arriva beaucoup plus rapidement chez le cobaye de l'étuve. Au bout de trois jours, j'ai mis ce dernier animal dans la même cage que l'autre opéré. Le 12 novembre, je trouve mort le cobaye qui a toujours été conservé dans la cage. Le lambeau n'existait plus à sa place. Au niveau de la brèche une couche de fibres musculaires était absente.

Impossible de trouver le lambeau dans la cage. L'autre lambeau était complètement sec.

Exp. XXXVIII. — Avoir répété sur cobaye, le 4 novembre, l'expérience précédente ; seulement le lambeau qui mesurait de droite à gauche 5 centimètres a été réduit par ablation à 3 centimètres. Sutures nombreuses. Etuve. Adhérence. Le dixième jour, après l'opération, j'enlève le morceau pour en faire l'examen microscopique. Cet examen n'a pas encore été fait.

Exp. XXXIX. — Le 17 novembre, avoir sur un muscle pectoral d'un chien, placé une phalange recouverte de son tégument, résultat d'une amputation pratiquée deux heures auparavant. Ouate. Immobilité. Au bout de quarante-huit heures : adhérence d'un tiers de la surface ; cette adhérence occupe les parties centrales de la surface ; au cinquième jour l'adhérence était rompue.

Exp. XL. — Le lendemain avoir répété l'essai précédent avec une phalange séparée depuis vingt-quatre heures. Ouate. Immobilité. Quarante heures après, je constate la suppuration.

Exp. XLI. — Le 20 novembre, avoir coupé perpendiculairement à son axe la queue d'un chien de moins d'un mois. Nombreuses sutures. La partie opérée est enveloppée de ouate. Quarante-huit heures après, le bout de la queue coupée est entièrement sec.

§ II. *Traductions de cinq expériences pratiquées par Wiesmann.*

Après plusieurs essais infructueux, j'eus l'occasion de faire une expérience sur un bélier d'un an. Sur l'os sacré du côté gauche, près des apophyses des vertèbres lombaires, après avoir rasé la peau et avoir formé un pli avec les doigts, j'en coupai un morceau de la grosseur d'un impérial belge en enlevant dans le milieu un peu du muscle cutané, de telle manière que le tissu cellulaire sous-jacent fut soulevé mais nullement atteint. L'opération fut faite en plein air, sous un ciel serein, à la fin de mars 1872. J'enveloppai le morceau coupé dans un linge après l'avoir bien essuyé. Je crus devoir arrêter l'écoulement du sang avec du petit-lait à cause de l'incision oblique de quelques vaisseaux sanguins. Au bout de vingt-quatre minutes, l'hémorrhagie avait tout à fait cessé. Le fragment de peau coupé était très-contracté, et placé sur la plaie, il était loin d'atteindre les bords. Je me vis donc forcé d'appliquer plusieurs sutures pour rendre le contact parfait : je mis en outre des emplâtres adhésifs et j'ai enveloppai le tout de fortes compresses avec des fils en laine pour bien maintenir les choses en place. Au bout de trois jours, j'ai enlevé les sutures : la partie replacée n'était pas décomposée, et bien que d'un jaune pâle, n'offrait nulle trace de suppuration ; les sutures enlevées, le contact était parfait. Le huitième jour après l'opération, le morceau était un peu plus pâle et sur les bords s'était formé une croûte offrant l'apparence de la cire. Trois jours après, le morceau était plus gros, plus brun et plus dur qu'auparavant, mais je n'ai trouvé aucune sanie et au dedans aucun écoulement de pus. Quinze jours après l'opération, la croûte se détachait un peu sur les bords, mais sans suppuration. Le dix-neuvième jour, toute la croûte était détachée. Après l'avoir enlevée, je ne vis point de suppuration, mais toute la plaie était fermée par une petite cicatrice rouge. Je me suis demandé si toute la peau replacée avait été expulsée ou si elle ne l'avait été qu'en partie, comme dans la troisième expérience citée par Baronio. Une peau nouvelle s'était-elle formée sous la croûte, et les bords de la partie insérée s'étaient-ils montrés adhérents d'une manière superficielle et par un contact (agglutination) mécanique ? La croûte détachée et digérée dans l'eau était beaucoup trop épaisse pour n'être que l'épiderme, mais on pouvait croire qu'une partie de la peau s'était décomposée. On voyait une longue cicatrice blanche. Le bélier me fut enlevé et je ne puis dire si et comment la laine a repoussé. Le cours de cette expérience prouve, selon moi, qu'une partie de la peau n'a pas été privée de la vie et qu'il est possible que le succès de telles expériences soit encore plus concluant. (Exp. IX.)

Au mois d'avril, j'ai encore fait une opération sur une brebis. Dans la partie droite du dos, le long de la colonne vertébrale, j'ai enlevé un morceau de peau long de 2 pouces et large de 1 pouce et demi. Après un intervalle de treize minutes et l'écoulement du sang étant complètement arrêté, j'ai remis le morceau de peau coupé et conservé dans un mouchoir à son ancienne place, et je l'ai fixé suivant mon procédé ordinaire avec des sutures. Le quatrième jour, j'ai trouvé le linge adhérent dans un endroit par l'exsudation de la blessure, mais je n'ai trouvé nulle part, comme je m'y attendais, quelque partie de cette peau en proie à la corruption non plus que de pus. Autour de la partie greffée, le reste de la peau formait un petit bourrelet; l'épiderme paraissait enlevé; la couleur était d'un blanc jaunâtre. Trois jours après, il n'y avait point encore de sanie purulente, le morceau de peau était encore enflé et d'une couleur cendre, parsemé de stries rouges et tirant sur le brun, mais conservant encore l'aspect d'un corps organisé; sur les bords était un cercle d'une croûte brune et dure, et l'épiderme soulevé adhérait sans doute et s'était collé par suintement aux bords de la plaie. Onze jours après, la croûte tombait et la plaie était couverte d'une peau nouvelle, rouge et mince. Il resta une cicatrice ridée. (Exp. XII).

Sur une chèvre de cinq semaines, au côté gauche du dos, j'ai coupé un petit morceau de peau, et après quatre minutes je l'ai remis en place avec des sutures. J'ai couvert avec un bandage tout le ventre de l'animal. Le troisième jour, la partie replacée était encore saine, d'une couleur en partie plombée et adhérente sur les bords antérieurs d'une manière organique ou mécanique. Sur le bord de la plaie, du côté de la queue, il y avait un peu de suppuration, mais le lendemain cet endroit était fermé par une croûte. La partie replacée était brune et gonflée. Le second jour, il y avait un plus grand cercle, la moitié du côté de la tête était couverte de croûtes, mais au contact on ne pouvait sentir aucune fluctuation. Deux jours après, du côté de la queue, la partie était encore molle et il y avait toujours une croûte sur les bords de la plaie. Le quatorzième jour après l'opération, le morceau était devenu de plus en plus gonflé. Après avoir gratté un peu dans un endroit la croûte avec l'ongle, j'ai trouvé une petite peau rougeâtre. J'ai coupé avec un couteau, du côté de la queue, la partie qui était encore molle et je l'ai trouvée semblable à du lard; d'abord le sang n'a pas coulé, mais ayant fait une incision plus profonde de manière à couper entièrement le morceau, le sang a jailli. La croûte entièrement enlevée, j'ai vu peu de pus, et d'un côté la plaie était déjà couverte d'une petite peau très-fine. La partie molle que je n'ai pas enlevée a été expulsée peu à peu. (Exp. XIV.)

Au mois d'août de l'année dernière, à un âne déjà vieux, à la partie inférieure du cou, j'enlevai un morceau de peau préalablement bien rasé, large de 1 pouce et long de 1 pouce et demi. Je le coupai sur trois côtés seulement et le laissai adhérent au quatrième, avec le reste de la peau. Le sang ne coula pas beaucoup; deux minutes après je l'avais arrêté avec de l'eau froide. Le morceau fut alors remis à sa place et rattaché avec des sutures. Le quatrième côté fut alors coupé entièrement, rattaché dans le sang, et le tout recouvert d'un emplâtre adhésif. L'âne était un peu trop éloigné pour que je pusse à chaque moment observer (la plaie) le morceau de peau. Les premiers jours, le morceau coupé et replacé fut un peu dur et un peu de suppuration se montra à la partie supérieure; les autres côtés étaient bien réunis à la peau voisine. Le bord supérieur se contracta de manière à laisser un petit intervalle. De ce côté, la moitié du morceau de peau devint noir, l'épiderme trouvé mort et prêt à tomber; le reste de l'épiderme était sain. Trois semaines après l'opération, le morceau offrait encore le même aspect; il manquait de poils. Au bout de quatre semaines, il était encore dur au toucher, un peu ridé, avec un reste de suppuration au bord supérieur, partout ailleurs la reprise était parfaite. Forcé de m'absenter pendant quatre semaines, je revins une dernière fois, après deux mois, examiner le résultat de l'opération. Partout, sur le morceau revenu à une parfaite adhérence, je vis des poils absolument semblables aux autres. Quand je les eus coupés, je vis une cicatrice large d'une demi-ligne au bord où avait eu lieu la suppuration, mais je n'en trouvai pas trace à la partie inférieure. Cette cicatrice manquant de poils était arrondie, la partie de la peau qu'elle renfermait un peu plus dure, plus serrée, plus saillante

Un morceau coupé et replacé peut donc parfaitement redevenir adhérent avec le reste de la peau, c'est ce que notre expérience démontre manifestement. (Exp. XXII.)

J'ai coupé à une colombe, sur le muscle qui recouvre le sternum, un morceau long d'un pouce et large d'un demi-pouce, et aussitôt après avoir essuyé (une fois) avec une éponge le sang qui coulait, je l'ai replacé en rejoignant avec trois sutures et un emplâtre anglais que j'avais seulement fendu dans le sens de la longueur et déplié dans le sens de la largeur. Deux jours après, cette peau repliée avait une couleur livide et n'offrait aucune adhérence; les jours suivants elle apparut presque détruite et sans vie, mais le morceau de muscle coupé et replacé était couvert de petits caillots de sang: après les avoir ôtés, je trouvai le côté droit un peu dur et ridé et n'adhérant pas bien à la substance musculaire voisine; l'autre partie du morceau paraissait beaucoup mieux conservée. Le huitième jour, du côté malade, se voyaient quelques particules dures, contractées et non adhérentes; si on les enlevait, on trouvait un peu de suppuration. L'autre partie du morceau paraissait se conserver.

Quatorze jours après l'opération (était uni) adhérait aux parties voisines. Il était donc permis de supposer qu'il y avait eu là une véritable adhérence organique (coalitum). Quant au morceau, je ne puis dire ce qu'il devint dans la suite, car je perdis la colombe. (Exp. II.)

§ III. *Relations d'opérations anaplastiques.*

OBSERVATION DU Dr BUNGER.

Succès obtenu en essayant de réformer le nez avec un lambeau de peau complètement séparé de la jambe, par le professeur Dr Bünger, à Marburg. (Journal de Graefe et Walther, t. IV, livre IV, 1823, page 569.

La demoiselle Wilk M..., âgée de 33 ans, présentait outre l'absence de la partie mobile du nez, une altération dartreuse de la peau, depuis la région frontale jusque sur les côtés du nez. Cette altération durant depuis près de quinze ans, il fallut procéder à l'ablation complète des parties altérées du visage et les remplacer par la greffe. Une expérience faite avec succès l'année précédente pour la réparation partielle du nez permettait d'espérer la réussite de cette opération.

Déjà six ans auparavant j'avais fait entrevoir à la malade la possibilité de refaire son nez, et je fis d'abord des essais infructueux pour modifier l'épiderme de la partie restante.

Ayant appris le succès de différentes autoplasties du nez, elle revint me trouver et je commençai par enlever successivement, à quinze jours d'intervalle, un lambeau de la joue droite comme une pièce de 2 francs, puis un lambeau plus grand de la joue gauche (comme un thaler). La guérison fut obtenue sans cicatrice appréciable à droite et avec une cicatrice très-petite à gauche. Les excitations répétées n'amenèrent aucune trace de dartres sur la nouvelle peau; de cette manière, je fus amené à entreprendre l'ablation de la peau du nez et de la lèvre supérieure, et de la remplacer le plus possible par un lambeau détaché d'une autre partie du corps.

Je savais parfaitement que certaines affections de la peau sont dues à un état général de l'organisme; mais dans le cas présent où la maladie primitive était due à une irrégularité de la menstruation et avait été augmentée par les médicaments les plus énergiques, j'étais persuadé que la maladie de peau s'était localisée dans le tégument, et comme aucun des médicaments antidartreux n'avait réussi, je me décidai à l'opération.

On aurait pu prendre le lambeau sur le front, mais je n'y trouvais pas la quantité de peau nécessaire; et, de plus, je ne voulais pas laisser de cicatrice apparente chez une demoiselle.

Le bras ne pouvait pas servir à cause de l'étendue du lambeau, de plus, on ne pouvait pas facilement le mettre en contact avec l'angle de l'œil.

Je n'ai jamais douté de la possibilité de réunir un lambeau pris sur une autre personne en laissant subsister l'adhérence pendant quelque temps, mais ce n'était pas facile à faire dans ce cas.

Il ne me restait donc que la méthode indienne avec un lambeau complétement détaché de la fesse.

Comme il n'y avait pas autre chose à risquer qu'une perte de substance facile à guérir, et que l'opération ne présentait pas de grandes douleurs, je n'hésitai pas.

Le 26 juin, l'opération fut faite avec le concours de mon collègue Ullmann ; mais je jugeai plus facile de prendre la peau sur la cuisse à la partie antérieure, supérieure et extérieure. Cette partie fut d'abord excitée par une lanière de cuir pour y amener un surcroît de vitalité.

Pendant ce temps, je détachai la peau malade du nez jusqu'à l'angle des yeux et pratiquai la fente destinée à recevoir la peau nouvelle.

Ce fut seulement au bout d'une heure que l'hémorrhagie fut suffisamment arrêtée pour pouvoir entreprendre l'ablation du lambeau de cuisse.

Je mesurai, à l'aide d'un morceau de papier, la grandeur de peau nécessaire; cependant je pris un peu plus; le lambeau était ovale et avait quatre pouces de long sur trois de large.

Ayant pris ce lambeau dans la main, je le taillai pour lui donner la forme nécessaire et j'enlevai la graisse, principalement sur les bords, afin de rendre l'adhérence le plus exactement possible. Mais j'avais depuis longtemps terminé, et le lambeau, devenu tout blanc, avait depuis longtemps perdu sa chaleur propre, lorsque l'hémorrhagie, partant de l'angle oculaire, recommença; je me décidai à arrêter rapidement cette hémorrhagie pour appliquer le lambeau; mais il se passa encore bien une heure et demie pour enlever les coagula qui se renouvelaient sous le lambeau avant que j'aie pu faire les points de suture.

La suture me parut préférable à l'emplâtre agglutinatif, pour éviter le rétrécissement du lambeau et pour laisser la surface épidermique à l'air libre. Je pouvais certes craindre un effet défavorable de la suture sur les bords du lambeau et même sur sa totalité; mais elle me parut, d'un autre côté, exciter davantage la surface saignante et amener une adhérence plus rapide.

Malgré la douleur provoquée, ce procédé me parut un jeu. Je craignis d'avoir à me reprocher l'inutilité de l'épreuve à laquelle j'avais soumis le courage héroïque de la patiente. Il y avait à ce moment un nez complet, mais d'une pâleur cadavérique; cependant j'avais la conscience d'avoir fait mon possible pour obtenir le succès. Le lambeau fut recouvert d'une charpie fine, moelleuse et sèche, maintenue par un amplâtre agglutinatif, et par dessus un voile en toile allant du front jusque sur la bouche. Je conseillai en outre de tenir les deux mains en forme de capsule devant la bouche pour y souffler l'haleine.

Le second jour, il y eut une forte tuméfaction des paupières et de toute la figure avec rougeur des cicatrices des joues. En enlevant la charpie, je constatai que le nez était toujours pâle, mais sans coloration morbide.

La réunion directe par suture de la plaie de la cuisse ne réussit pas; la malade accusait de fortes douleurs dans cette plaie, ce qui m'ennuyait d'autant plus que je ne pouvais rien espérer quant au succès de l'autoplastie.

Le troisième jour, j'allai voir la malade avec M. Ullmann, dans la pensée que tout serait décidé défavorablement, et que nous n'aurions plus qu'à défaire le lambeau.

Nous fûmes fortement étonnés de constater sur le nez une coloration écarlate, seule la partie inférieure, qui devait former la sous-cloison et les ailes du nez, présentait une strie bleuâtre inquiétante.

Ne sachant pas si je devais encore laisser les sutures, j'en enlevai quatre pour cette fois. D'après les apparences de la plaie, la réunion paraissait avoir lieu par les surfaces et non par les bords; mais nous avions encore des doutes à cause des parties qui présentaient une coloration suspecte, bien qu'elles eussent en même temps des signes de vitalité.

Je cherchai cependant à conserver du lambeau greffé la plus grande étendue possible.

Nous imbibions toutes les heures la charpie avec une décoction chaude de quinquina et de sabine additionnée de camphre ; le tout fut recouvert d'une compresse de toile sèche et déchauffée.

Le quatrième jour, la rougeur avait diminué, et la strie bleuâtre avait plutôt augmenté que diminué. J'enlevai toutes les sutures, et je trouvai que l'adhérence était parfaite sur les faces en contact, tandis que les bords paraissaient perdus.

Le soir de ce jour, la partie bleuâtre présentait des vésicules analogues à celles de la gangrène.

Cette gangrène ne parut pas avoir fait de progrès le lendemain et semblait même se limiter par un sillon très-net.

Ce sillon se remplit de pus le sixième et le septième jour, et enfin le neuvième, la partie qui devait former la sous-cloison et les ailes du nez se détacha. On put enlever un morceau racorni, sauf un petit coin qu'il fallut couper et dont la section donna lieu à un petit écoulement de sang normal.

Le bord, devenu libre par ablation, parut bien vivant, épaissi, et présentant de belles granulations; et ce qui nous étonna, c'est que cette partie était d'un travers de doigt moins large sur les os du nez que sur la cavité, de sorte qu'elle était très-rapprochée de l'épine nasale du maxillaire supérieur.

La décoction fut continuée à cause de quelques autres parties gangrénées par suite de sutures jusqu'à leur séparation, au bout de quinze jours.

Sur toute la circonférence, les bords du lambeau étaient séparés des bords de la partie normale par un intervalle d'une ligne et demie, qui devait se combler peu à peu par suppuration. Je n'en augurai rien de bon à cause de la maladie antérieure. Cependant l'application périodique du baume du Pérou, l'usage continu de la décoction de quinquina et camomille le jour et de pommade au zinc la nuit, amena une guérison telle, qu'au bout de cinq semaines la cicatrice était à peine proéminente. Le bord inférieur s'était cicatrisé le premier en se renversant un peu vers la cavité, ce qu'on n'avait pas pu empêcher. De temps à autre, il s'était produit de petites vésicules de pus, dues probablement à l'humidité des topiques, mais elles furent guéries par la décoction. J'ai été obligé trois fois d'enlever l'épiderme, qui s'était épaissi et durci probablement par l'effet des topiques; la couche nouvelle était chaque fois formée au-dessous.

Enfin apparurent également quelques poils fins comme il en vient sur la peau de jambe.

Si le succès n'a pas été complet dans ce cas, il prouve cependant la possibilité de faire adhérer des lambeaux complètement détachés.

La malade ayant demandé une nouvelle opération pour compléter le nez, je résolus d'attendre une année pendant laquelle tout alla bien, sauf la pâleur du nez par rapport aux autres parties de la face; je fis prendre un bain solaire local sur cette partie pour lui donner de la rougeur.

Le 21 juillet de l'année suivante, je cédai aux vœux de la malade sans espérer qu'un lambeau de peau pris ailleurs pût adhérer au lambeau de cuisse. Cependant j'enlevai d'abord une partie malade de la lèvre supérieure. Je suivis la méthode allemande pour faire adhérer au nez un lambeau du bras. Mais la suture, quoique répétée au cinquième jour, n'amena point d'adhérence sur les ailes du nez où la première opération avait également échoué. Je détachai le lambeau de bras, et, au septième jour, le bout du nez et la cloison furent formés.

Les ailes du nez furent reconstituées plus tard aux dépens de la joue, ce qui réussit parfaitement.

Je donnerai plus tard, en détails, les suites de cette opération ainsi que d'autres cas de ce genre avec les figures. (Traduction que je dois à l'obligeance du Dr Klein.)

OBSERVATION DE M. LE Dr LE FORT.

Observation de guérison d'un ectropion par la transplantation d'un lambeau cutané. Opération faite par M. le Dr Le Fort, agrégé de la Faculté, chirurgien des hôpitaux.

Le nommé Lambert (Pierre), homme de peine, âgé de 63 ans, entre à l'hôpital Lariboisière le 27 février 1872, pour se faire traiter d'un ectropion existant aux deux paupières inférieures.

L'ectropion n'est pas très-considérable, car il est spontané et le résultat d'une kérato-conjonctive ancienne. Cependant les deux paupières inférieures ont subi un renversement presque complet, et toute leur face conjonctivale est tournée vers l'extérieur. Le 11 mars l'œil droit est opéré de la façon suivante : une incision transversale est faite à la peau au niveau du pli qui longe le bord adhérent de la paupière. Cela fait, après avoir tiré en haut la paupière et s'être assuré qu'elle peut être remontée, un fil d'argent enfilé d'une aiguille à chacune de ses extrémités est passé de dedans en dehors, c'est-à-dire de la face conjonctivale à la face cutanée de la paupière, d'arrière en avant à travers la paupière et au niveau des deux extrémités de l'incision, de manière que l'anse du fil vienne se coucher transversalement au fond du cul-de-sac conjonctival, tandis que les bords des fils libres du côté de la joue sont ramenés en haut et fixés sur le front. Il résulte de cette manœuvre un léger renversement en dedans de la paupière.

15 mars. On enlève le fil, la paupière reprend sa position normale; l'ectropion a disparu.

3 avril. M. Lefort opère l'œil gauche, l'ectropion étant plus marqué qu'à droite, il emploie une autre méthode. Après avoir avivé le bord libre des deux paupières, il les réunit par trois points de suture métallique. Puis il fait au niveau du bord adhérent de la paupière inférieure une incision transversale mesurant toute la largeur de la paupière. Sur les extrémités de cette incision, on en fait deux autres verticales et l'on dissèque un peu la peau de manière à lui permettre, en remontant avec la paupière, de laisser à nu une surface cruentée, ayant un peu plus de 1 centimètre à sa partie moyenne et de 1 cent. 1/2 environ dans sa longueur. Un lambeau, suffisamment large pour qu'il puisse, après rétraction, recouvrir la surface cruentée, est taillé sur la face externe du bras gauche. M. Lefort prend soin de comprendre dans ce lambeau toute l'épaisseur de la peau, mais sans y comprendre le tissu cellulo-graisseux qui double sa face profonde. Ce lambeau, détaché complètement, est appliqué sur la perte de substance; on le taille avec des ciseaux jusqu'à ce qu'il ait la forme et les dimensions voulues; puis on l'applique définitivement et on le maintient en place en le recouvrant d'une lamelle de baudruche, dont on badigeonne la face externe avec du collodion appliqué aussi sur la peau voisine, et l'on exerce une légère, mais sérieuse compression avec un tampon de charpie, serré au moyen d'une bande de flanelle faisant plusieurs fois le tour de la tête.

Le 5. On découvrit la paupière; un des angles du lambeau, à sa partie externe, présente un petit point de sphacèle dont la dimension n'excède pas la grosseur d'une tête d'épingle ; le reste paraît adhérent.

Le 8. On enlève tout pansement, le lambeau est parfaitement vivace, un peu plus pâle cependant que la peau voisine ; l'épiderme s'exfolie.

6 mai. On enlève la suture des paupières. Le malade fut présenté à cette époque à l'Académie de médecine, l'ectropion ne s'était pas reproduit et le petit lambeau ne se distinguait du reste de la peau voisine que par une coloration un peu plus pâle.

Le malade resta en observation à l'hôpital Lariboisière.

1er juin. Il se plaint de douleurs dans les membres.

Le 3. Il a de la fièvre, un peu de subdélirium, la langue se sèche ; bientôt les symptômes s'aggravent, et, sans que rien se soit montré ni du côté des poumons, ni du côté de l'abdomen, l'adynamie fait des progrès et le malade succombe le 16 juin.

L'examen de la pièce anatomique ne montre aucune modification dans l'état du lambeau qui, tout en étant un peu plus pâle que la peau voisine, ne put être distingué qu'avec une grande attention.

§ IV. — *Observations traduites de l'allemand et de l'anglais.*

Annales de médecine de Heidelberg. 2e volume, 1re livraison. Heidelberg, 1836.

Observation relative à une portion de nez coupée et demeurée complètement séparée du corps pendant vingt-cinq minutes, par M. Hoffacker.

Le 14 juillet 1831, avant midi, un morceau, long de 5 quarts de pouce et large de 11 lignes, fut tranché du nez de M. N... Ce morceau était constitué par une partie de l'aile droite, une partie de la cloison médiane, et une partie plus considérable de l'aile gauche. L'aile droite, unie avec la partie antérieure de la cloison moyenne, n'était retenue que par un pont large de 1 ligne 1/2 à deux lignes, et permettait de voir une ouverture d'un 1/2 pouce de long et d'environ 4 lignes de large. L'aile gauche était complètement séparée de la cloison médiane et laissait béante une ouverture beaucoup plus grande qui se déformait considérablement pendant les mouvements d'inspiration et d'expiration.

Après la blessure, trois vaisseaux artériels lancèrent le sang à une hauteur de quelques pieds; un des témoins ramassa la portion de nez qui, tombée aux pieds du blessé, touchait le sol par sa surface cutanée et me la confia ; je la plaçai dans un lieu sûr et propre, la surface cruente regardant par en haut. Alors je cherchai à arrêter l'hémorrhagie par des aspersions d'eau froide, ce qui réussit en premier lieu pour le vaisseau qui donnait du sang sur le milieu de la cloison médiane, ensuite pour celui qui était situé en haut et à gauche; mais celui qui était situé à la pointe du nez, un peu sur le côté gauche de la cloison médiane, continuait à donner du sang, et la perte était telle que le patient, malgré sa vigoureuse constitution, était près de tomber en syncope; je dus alors, contre mon gré, instruit par l'expérience, recourir à la ligature artérielle. Les assistants m'importunaient aussi pour que je tentasse la réunion du morceau enlevé, quoiqu'il fût séparé du corps depuis près d'une demi-heure et qu'il eût perdu toute vie et toute chaleur. Je dus prêter l'oreille à ce double appel. J'examinai soigneusement la forme du morceau, je m'assurai de sa propreté, j'essuyai doucement la plaie du nez et y appliquai le morceau après avoir tiré vers la narine gauche le fil à ligature. Je plaçai alors la première suture sur la pointe et dans le milieu de la cloison médiane, ensuite en haut et à gauche, où la portion détachée, très-mince, se terminait en pointe. Le fil, passé dans deux aiguilles, fut mené à travers toute l'épaisseur des parois, sans même en excepter les cartilages, ce que l'on n'a point habitude de faire pour les blessures ordinaires du nez. En tout on fit, avec la plus grande précision, treize sutures.

Après avoir été nettoyée du sang qu'avaient amené les piqûres de l'aiguille à suture, la partie sectionnée ressemblait à la peau d'un cadavre, ce qui effraya beaucoup les assistants. On appliqua encore par-dessus un emplâtre adhésif, et l'on donna au blessé quelque temps de repos, jusqu'à ce qu'on le transportât non loin de là. On fit l'obscurité dans sa chambre, on recommanda le plus grand silence, et on donna à la tête une position un peu élevée. Comme régime, on permit une soupe claire à la crème et aux oignons, des fruits, des boissons fraîches. A l'intérieur, on prescrivit de prendre chaque heure dans de l'eau une cuillerée à thé d'une poudre composée de nitre, de crème de tartre et d'oléo-sucre et de citron.

A l'intérieur, à cause du retour possible de l'hémorrhagie, on ne fit point les applications habituelles de liquides spiritueux, on n'appliqua pas non plus de compresses froides qui eussent retardé la sécrétion si importante pour la réunion de la lymphe plastique.

Le soir, entre 6 et 7 heures, je trouvai le blessé très-calme. La température de la pointe du nez avait la même chaleur que le reste du visage, ce qui ne permettait pas encore de conclure à une tendance vers la guérison, car la propagation de la chaleur suivait là les mêmes lois que pour les autres corps.

J'examinai alors à l'aide d'une lumière à cause de l'obscurité de la pièce, et je vis entre les petites fentes de l'emplâtre adhésif que le morceau était devenu un peu plus volumineux et d'une couleur rouge-bleu, ce que j'ai toujours remarqué dans des cas analogues comme un phénomène favorable relativement au pronostic.

Le 15. Le malade avait passé une bonne nuit, il se trouvait gai, d'une bonne humeur. Il ignorait qu'un morceau de nez avait été complètement séparé du corps et croyait qu'il s'agissait simplement d'une plaie à lambeau qui devait nécessairement guérir. — Continuation du régime, etc., comme précédemment.

A cinq heures après midi, sauf une selle qui s'était produite, rien n'était changé. J'enlevai avec précaution l'emplâtre adhésif, je nettoyai avec du vinaigre tiède tout le contour de ses exsudats, et je trouvai, à mon grand plaisir, le morceau bien adhérent, rouge-brun et d'une bonne chaleur. J'examinai les points de suture et incisai l'un après l'autre ceux qui, à cause de la turgescence consécutive, étaient trop empoisonnés ; puis je fis lotionner le nez de demi-heure en demi-heure avec du vinaigre tiède, jusqu'à ce qu'on eût apporté de la pharmacie le vinaigre aromatique que j'avais demandé. Le soir, à neuf heures, je trouvai le blessé légèrement agité, sur les bords de la blessure, peu de sécrétion, par le nez un peu plus. — Sauf une légère augmentation de la soif et une selle nouvelle, rien de particulier à noter. — On employait toutes les heures le vinaigre aromatique.

Le 16. Avant minuit, il y a eu agitation, mais après minuit, sommeil complet. A la pointe du nez, tout à fait au-dessus de l'artère liée, il s'était formée une bulle contenant un liquide rouge-brun, et à l'extrémité mince située vers le haut et à gauche, une portion du lambeau semblait marcher vers la mortification. La bulle fut ouverte avec la lancette, la petite portion susdite fut touchée avec le vinaigre aromatique, puis on y fit avec la lancette plusieurs mouchetures très-légères qui donnèrent aussitôt issue à du sang rouge clair. Même régime et même remède que précédemment. Le soir, je trouvai l'état général du malade et son état local en bonne voie. La bulle ne s'était pas reformée, son emplacement était, au contraire, d'un rouge vif, mais l'extrémité située en haut à gauche, que nous avons décrite, semblait marcher de plus en plus vers la mortification. On supprima le salpêtre et le tartre parce que des selles nombreuses s'étaient produites.

Le 17. Sommeil et état général comme en pleine santé. Il s'était formé un peu de pus à la portion supérieure du lambeau se terminant en pointe à gauche, et à l'endroit où le fil à ligature avait traversé à gauche l'aile du nez et la cloison médiane. En attendant, on continua le vinaigre aromatique, mais le soir, on couvrit les deux endroits mentionnés avec un mélange de baume d'Arceus et de baume du Pérou.

Le 21. Aujourd'hui, la ligature tirée avec précaution s'est détachée, la pointe mince, large de 2 lignes, s'est détachée en même temps et permit de voir sous elle une base granulée. A partir de ce moment, on accorda au malade un régime de plus en plus fortifiant, et on lui permit de sortir du lit.

Le 28. L'endroit signalé en haut et à gauche est complètement guéri; par contre, l'emplacement du nœud de la ligature entre l'aile gauche du nez et la cloison médiane continue à suppurer un peu. En même temps, il s'est fait une cicatrisation de deux lignes de long sur les bords extérieurs de la plaie.

Le 2 août. La suppuration s'arrête, je cherche, après avoir scarifié au moyen d'une lancette, les bords maintenus ensuite à l'aide du sparadrap, à amener la réunion.

Le 5. Le pansement fut enlevé, et je trouvai les parties soudées; le 7, à un nouvel examen, elles étaient de nouveau séparées par le pus, sans doute à cause d'un état d'irritation encore trop grande. Je laissai, à partir de ce moment, le blessé à lui-même, jusqu'à ce que l'irritation inflammatoire fût disparue.

Le 20. Après examen, je ne remarquai plus dans les parties blessées aucune susceptibilité spéciale; l'organe de l'odorat n'avait aucun coryza, même au plus petit degré; le temps très-sec me paraissant particulièrement favorable à une opération. Toutes ces circonstances réunies me déterminèrent, je rafraîchis avec des ciseaux bien tranchants les deux lèvres (ou plutôt j'enlevai une très-légère surface de chacune) et je les réunis à l'aide d'une suture et de sparadrap.

Le 22. Après avoir enlevé le pansement, je trouvai la fente presque réunie et je pus laisser le patient comme complètement guéri.

Un mot sur la conduite à tenir en de pareilles occurrences.

Dans les premiers temps de ma pratique, je cherchais à remettre aussi rapidement que possible en rapport avec le reste du corps une partie qui venait d'en être séparée, parce que, partageant l'opinion commune, je croyais à une très-prompte extinction de la force vitale, j'avais été, par ce procédé, passablement heureux dans quelques cas, sans savoir précisément pourquoi ni comment. Plus ard, je fus amené par les circonstances à un procédé certain et à une opinion déterminée sur le mode de guérison dans des cas pareils et de la façon suivante. Dans une grave blessure de la face, un morceau complètement détaché et appartenant au nez, fut trouvé par une personne qui me le passa, seulement après une demi-heure; il était tout à fait froid, étiré, et ressemblait à la peau d'un cadavre. Après l'avoir bien nettoyé, je le mis exactement en rapport avec la plaie qui sécrétait de la lymphe et maintins à l'aide d'emplâtres agglutifs; je n'avais pas cependant le moindre espoir, comme je m'en exprimai ensuite aux assistants, d'avoir préparé ainsi la guérison; je ne fis point faire d'application d'eau chaude ou froide; bref, je n'y pris point autrement garde.

Le 2e jour, au soir, environ trente heures après la blessure, j'examinai à la lumière aussi ces parties, et contre toute attente, je trouvai le petit morceau gonflé et turgescent. Alors seulement mon attention fut plus éveillée sur ce point, mais je n'employai aucun topique et ne traitai que l'état général du malade. Le 5e jour, j'enlevai l'emplâtre adhésif et trouvai, à mon grand plaisir, le petit morceau adhérent. Par précaution, j'appliquai encore du sparadrap dont j'abandonnai complètement l'usage le huitième jour, la plaie étant guérie.

Dans un second cas semblable au précédent, où à côté de la mutilation du nez, une plaie grave et difforme du visage réclamait avant tout les secours de l'art, le morceau détaché ne fut trouvé et mis en rapport avec le tronc que plus de trois quarts d'heure après l'accident, malgré l'absence de chaleur et de turgencence qui se manifestait par la vacuité et la béance des ouvertures des vaisseaux sur la surface de section; le résultat ne fut pas moins heureux que précédemment. Un troisième cas, dans lequel la portion abattue était resté séparée tout aussi longtemps et dans des circonstances semblables, me donna encore un résultat tout aussi bon que plus haut. Ces faits et plusieurs autres m'ont démontré que le morceau détaché ne perd pas ses propriétés vitales aussi vite qu'on le craint généralement; qu'il les conserve au contraire, peut-être pendant plusieurs heures, et qu'un certain délai, comme le montrent les cas ci-dessus, favorise plutôt qu'il n'empêche la guérison. Chaque fois qu'une partie détachée était promptement retrouvée, la surface de section était recourbée et fortement resserrée, ce qui pouvait tenir en partie à l'instrument vulnérant, mais plus encore à l'influence de l'air.

Dans un cas où se présentait ce que j'appellerai volontiers un état de contraction, on ne pouvait apercevoir aucun orifice de vaisseaux, et, lorsqu'on voulait adapter la partie détachée, elle se trouvait toujours trop petite. Cet état de contraction et la continuation de l'hémorrhagie chez des sujets d'ailleurs bien constitués me paraissent être les deux raisons principales des non-réussites, car, quelque peu considérable que soit l'hémorrhagie, quelque soin que l'on mette à maintenir la plaie du tronc très-nette au moyen d'éponges trempées dans l'eau froide, avec quelque rapidité que l'on mette les deux plaies en rapport, il se répandra toujours entre elles du sang en petite ou en grande quantité; ce sang se coagulera, agira comme un corps interposé ou même comme un corps étranger pour empêcher le passage de lymphe plastique d'une surface sur l'autre. D'autre part, l'état de contraction dans la partie séparée en empêche l'exacte adaptation, et la lymphe vivante coagulable ne peut passer aussi librement, et, pour ainsi dire, mécaniquement au début que dans des vaisseaux restés ouverts. Mais saisit-on ou attend-on, comme je l'ai appris par le hasard et l'expérience, le moment favorable où l'hémorrhagie arrêtée, la lymphe coagulable commence à exsuder, alors si le reste du corps est dans un état normal et la plaie convenable, il y aura la plupart du temps guérison (1).

Cas de réunion de la première phalange du médius. Lettre au Dr William Balfour, d'Henry W. Bailly, Esq. Surgeon, Thetford, Norfolk.

En octobre dernier, je fus appelé chez un laboureur d'Auxton, village éloigné d'environ deux milles de Thetford; il avait été saisi par une machine à hacher la paille, et avait eu la première phalange complètement séparée au milieu de l'os. L'accident avait eu lieu une heure et demie avant ma visite. La jointure était intacte. Je nettoyai les parties, et les réappliquai avec soin, et je les maintins au moyen d'un appareil approprié. Quand je revis le malade, à

(1) Traduction que nous devons à l'obligeance de M. le Dr Niederkorn.

mon grand étonnement, la réunion s'était effectuée, les pulsations étaient parfaitement sensibles à l'extrémité du doigt, la coloration était normale. L'ongle tomba au bout de quinze jours; le malade se plaignait d'engourdissement du doigt. J'eus le plaisir de voir la réunion complètement achevée, environ cinq semaines après l'accident. La blessure guérit par première intention, et ne demanda que trois ou quatre pansements. Je revis le malade hier (11 mai), il ne souffre nullement; le doigt est aussi fort que les autres; l'os est parfaitement soudé; le malade ne peut toutefois le plier avec les autres doigts. L'ongle avait été froissé quelque temps avant l'accident et serait tombé quand même. (Traduction que nous devons à l'obligeance du Dr Hybord.)

§ V. — *Observations inédites de nez, de doigts et d'oreilles entièrement sectionnés; cas suivis de guérison.*

Observation communiquée par le Dr Immisch, d'Heidelberg.

Dans le courant de l'été 1859, un étudiant hongrois reçut un coup de sabre qui lui coupa entièrement la partie non osseuse du nez et une partie de la lèvre supérieure, qui l'un et l'autre tombèrent à terre; nous arrêtions le sang par compression ou plutôt par des applications d'eau froide; inutile d'avoir recours à la ligature. Au bout de trente-six minutes, pendant lesquelles un ami du blessé avait tenu le bout du nez dans la main, j'appliquai la première suture dont seize étaient nécessaires. Il nous fallait, pour revenir en ville, une heure de voiture par un mauvais chemin de communication dans la forêt, où les cahots de la voiture occasionnèrent deux fois un écoulement sanguin qui chaque fois fut arrêté par compression avec une éponge trempée d'eau froide.

Arrivé à la maison, je fis appliquer immédiatement des compresses glacées qu'on changeait à chaque instant, et que je fis continuer d'appliquer durant quatre jours et cinq nuits. Ce ne fut à peu près que douze heures après, que nous vîmes disparaître la coloration blanchâtre, et revenir un peu de rougeur; après vingt-quatre heures on pouvait voir clairement que la vie y était revenue, car, lorsqu'on établissait une compression, la tache blanche cessait aussitôt la compression finie. Quarante-huit heures après l'accident, le bout du nez avait presque complètement repris sa coloration vermeille;

j'enlevai alors la moitié des sutures, et l'autre moitié le troisième et le quatrième jour. Les petites plaies qui se produisirent alors donnèrent issue à un sang sain et rouge. Lorsqu'à partir du troisième jour on supprimait pendant quelques instants les compresses froides, le bout du nez devenait turgescent et prenait une teinte plus foncée. Les compresses glacées furent continuées jusqu'à la fin du cinquième jour; le sixième jour on n'employait plus que les compresses à l'eau froide, dans laquelle on avait mis un peu de glace, qu'on finit par supprimer peu à peu; dans la nuit du sixième au septième jour on supprima complètement les compresses froides, le bout coupé était entièrement réuni par première intention. Le huitième jour notre malade alla se promener et partit le dixième jour après le duel.

Depuis ce temps, j'ai eu occasion d'observer plusieurs cas semblables, dans lesquels un bout de nez ayant été complètement séparé ou tenant encore par un petit lambeau d'épiderme sans communication organique, ou restant encore attaché par un point plus ou moins volumineux. Dans tous ces cas j'ai obtenu guérison par l'applicatiou de compresses froides, et variant leur durée selon chaque cas.

Observation communiquée par le Dr Smeets, de Liége.

C'était pendant l'été de 1862, j'étais encore au collége; un jour, en dînant, je voulus couper un fruit avec un couteau nouvellement aiguisé. Tout en coupant le fruit, j'enlevai en même temps, sur la face dorsale de mon annulaire gauche, un peu au-dessous de l'ongle, une petite rondelle de chair de la grandeur d'une pièce de vingt centimes en argent. Je remis en place le morceau complètement détaché et je courus à l'infirmerie, où l'on me mit quelques bandelettes d'emplâtre de Bavière, sorte d'emplâtre agglutinatif très en usage chez nous.

La réunion eut lieu assez rapidement par première intention.

Observation communiquée par le Dr Dubreuil, agrégé de la Faculté et chirurgien des hôpitaux.

Par un temps très-rigoureux, au mois de décembre 1870, M. X., d'une bonne constitution, et âgé d'une cinquantaine d'années, eut le pouce droit pris dans une porte; l'ongle fut arrachée, et la pulpe, détachée dans l'étendue de la moitié inférieure de la phalangette, resta dans le gant du blessé. Le pharmacien chez lequel il se rendit immédiatement, prit cette portion de pulpe et la réappliqua après l'avoir lavée avec de l'alcool. Il la fixa à l'aide de bandelettes de diachylon. L'arrachement des parties molles n'était pas arrivé jusqu'à l'os qui n'avait pas apparu dans la plaie.

Arrivé auprès du blessé quelques heures après l'accident, je constatai, que le pansement avait été très-habilement fait; je me contentai de le renouveler les jours suivants et peu à peu la sensibilité qui avait d'abord disparu au niveau du lambeau, ne tarda pas à revenir ; au bout de vingt jours M. X. était complètement guéri.

Observation communiquée par M. le Dr Duplay, agrégé de la Faculté, chirurgien des hôpitaux.

Monsieur, ainsi que je vous l'avais laissé craindre, malgré toutes mes recherches, je n'ai pu retrouver la moindre note sur le cas dont je vous ai parlé et qui par conséquent n'existe chez moi qu'à l'état de souvenir. Il s'agissait d'un homme jeune encore, de 20 à 25 ans, dont l'extrémité d'un doigt, au niveau de la phalangette, avait été complètement tranchée. L'interne du service remit immédiatement les choses en place, et les maintint à l'aide de bandelettes de diachylon. Le bout du doigt, après s'être dépouillé de son épiderme, reprit complètement. Le fait se passait à Beaujon.

Observation communiquée par le Dr Laboulbène, médecin des hôpitaux agrégé de la Faculté de médecine.

A l'âge de 8 ans, à l'époque des vendanges, dans le midi de la France, au mois de septembre, en coupant un raisin avec une serpette très-finement aiguisée, j'ai enlevé sur le pouce gauche un lambeau de tissu.

La place exacte du lambeau enlevé était située immédiatement au-dessus de l'articulation de la phalange du pouce gauche avec la phalangette et un peu en dedans de la ligne médiane. Le lambeau nettement tranché et arrondi avait environ un demi-centimètre de diamètre.

Ce lambeau, d'abord perdu et retrouvé quelque temps après, fut appliqué avec soin sur la plaie encore un peu saignante. Une demi-heure environ après, le doigt fut recouvert de tabac à priser sur le point blessé (mode du pays, à la campagne). Une vieille parente banda avec soin le doigt, le maintint étendu au moyen d'un petit morceau de bois placé en dessous, et quelques jours après la greffe était parfaitement reprise.

Aujourd'hui, plus de trente-cinq ans après l'opération, il ne reste qu'une cicatrice linéaire et bien appréciable sur mon pouce gauche. Les mouvements y sont parfaitement conservés sans que j'en aie jamais souffert; la sensibilité du petit lambeau est parfaitement semblable à celle des parties environnantes.

Observation communiquée par M. Petit, interne des hôpitaux.

Le 1er septembre 1872, un des cuisiniers de l'Hôtel-Dieu se présenta à la salle Sainte-Marthe pour faire panser son doigt médius gauché, dont il venait de s'abattre à l'instant l'extrémité en découpant de la viande. La section était complète, nette, et à peu près perpendiculaire à l'axe du doigt; elle intéressait l'ongle (qui était rogné court) à 2 millimètres de son bord libre, et rasait l'extrémité inférieure de la phalangette, qu'on sentait comme une tête d'épingle au centre de la plaie. Légère hémorrhagie en nappe rapidement modérée par l'eau froide.

Je fis rechercher la portion séparée du doigt. Elle était pâle et encore saignante; il n'existait pas sur elle de débris de la phalangette. Je la remis aussitôt en place, après l'avoir nettoyée et avoir débarrassé aussi complètement que possible la plaie centrale du sang qui continuait à en suinter; puis je la fixai avec d'étroites bandelettes de diachylon se croisant sur l'extrémité du doigt et formant, avec d'autres plaies circulairement, un doigtier solide. Une couche d'ouate assez épaisse maintenue par une bande compléta le pansement.

Le 4 septembre, je lève le pansement. L'ouate et le diachylon sont légèrement souillés de sang desséché. Pas d'écoulement sanguin au moment où je les détache. Pas de différence de coloration entre la partie recollée et les parties situées au-dessus. Le lambeau paraît avoir repris dans toute son étendue; l'épiderme qui le recouvre n'est pas mobile et ne semble pas décollé. La piqûre d'une épingle sur le lambeau n'est sentie que quand on appuie un peu fort (l'épiderme est très épaissi); il est très probable que c'est plutôt la douleur produite ainsi au niveau de la plaie qui est perçue que la piqûre elle-même (même pansement).

Le 7. L'épiderme est décollé sur les bords du lambeau, le bout de l'ongle l'est également. Après les avoir enlevés on trouve la peau sous-jacente d'un rose pâle et l'adhérence complète partout. Très-peu de suppuration (même pansement).

Le 10. L'épiderme du lambeau est complètement détaché; tout au bout du doigt existe un petit point de sphacèle du derme, peu épais du diamètre d'une lentille. Le reste de la plaie est rosé.

Commencement de liséré cicatriciel sous le bord libre de l'ongle (même pansement).

Le 21. Il ne reste plus à cicatriser que le point correspondant à la petite eschare, laquelle est tombée il y a quelques jours. Le lambeau est complètement soudé sur toute sa circonférence par une cicatrice rosée linéaire. La petite plaie était un peu grisâtre; je la touche avec la teinture d'iode et je remets pour la dernière fois des bandelettes de diachylon.

La cicatrisation était complète quelques jours après. Le doigt, examiné dans le courant de novembre, ne présente, comme traces de l'accident, qu'une légère ligne cicatricielle, et un petit aplatissement de son extrémité libre au niveau du point où il y a eu du sphacèle; ce dernier endroit est encore un peu sensible; l'ongle a complètement repris sa forme normale (Ch. H. Petit).

§ VI.— *Observations inédites de nez, de doigts et d'oreilles entièrement sectionnés. Insuccès.*

Observation communiquée par le Dr Inmisch, d'Heidelberg.

C'est en 1848, que j'observai le premier cas de ce genre dans une université du nord de l'Allemagne; un étudiant ayant un nez assez grand et charnu, reçut un coup de rapière dont la lame entra immédiatement sous l'os nasal, passa derrière les ailes du nez, et remonta au bout du septum, de manière que le nez, complètement coupé, tomba par terre. Un des étudiants présents ramassa le bout du nez et le garda dans la main. Après que l'écoulement du sang fut arrêté par compresses d'eau froide, ce qui demanda à peu près un quart d'heure, je lavais le bout souillé de sable et le replaçais en le maintenant par dix-huit sutures; comme me le prescrivaient les manuels de chirurgie de l'époque, je fis appliquer des compresses chaudes.

Un professeur de chirurgie appelé en consultation ordonna, au lieu de simple eau chaude, des compresses chaudes d'un décocté aromatique. Pour examiner le processus de guérison, je restai trente-six heures près du blessé; le bout coupé était d'abord blanc et froid comme de la cire. Après six ou huit heures le bout du nez commença à rougir un peu, dans les douze heures qui suivirent, le rouge devint plus intense, et après douze autres heures le nez devint rouge foncé et tuméfié. Déjà à la fin du deuxième jour le nez qui était turgide avait pris une coloration bleuâtre. Environ soixante heures après l'accident, j'enlevai quelques points de suture ; des piqûres sortit un sang noir et corrompu ; le troisième jour le nez était bleu noir, le cinquième l'épiderme qui avait formé une ampoule se détacha et le bout entier commença à sentir mauvais, et se détacha peu à peu dans toute son étendue par gangrène.

Pendant tout le cours de ce travail morbide, j'avais pu remarquer que le bout du nez ne s'était pas gangrené par défaut de matériaux nutritifs, mais qu'il avait été pour ainsi dire plutôt étouffé par l'afflux trop abondant de sang provoqué par l'appel continu de compresses chaudes, et qu'il était indiqué dans un pareil cas de modérer l'afflux sanguin à une quantité justement suffisante pour nourrir le bout coupé jusqu'à l'époque où les vaisseaux de nouvelle formation dans la cicatrice aient rétabli la circulation normale.

Autre observation du même.

Un étudiant à qui on avait coupé le tiers inférieur du nez, se dégoûta des compresses froides au bout de trois jours, croyant que le bout coupé qui avait une coloration normale était complètement réuni au tronc; il cessa donc les applications froides et s'endormit profondément Au matin du quatrième jour je le trouvais endormi, le nez enfoncé dans l'oreiller chaud; la garde dormait aussi. Le nez gonflé était gorgé de sang bleuâtre. Les suites furent malheureuses malgré les moyens employés, et tout le morceau tomba en gangrène.

Autre observation du même.

Un étudiant eut la moitié supérieure de l'oreille coupée dans un duel : je réunis exactement la partie coupée au tronc, et j'appliquai d'abord des compresses froides et ensuite humides (compresses de Priessnitz) pendant huit jours. Je suis persuadé que si le bout de l'oreille a conservé sa couleur normale pendant huit jours, cela est dû à un petit écoulement de sang qui se faisant continuellement de cet endroit le long d'un fil à ligature que j'entretenais à dessein par la chaleur humide.

Le résultat final fut mauvais, parce qu'un ami, étudiant en médecine, se permit d'arrêter cet écoulement salutaire par de l'amadou. Le lendemain matin, je trouvai le bout fortement enflé, gorgé de sang noirâtre. Je fis des scarifications qui donnèrent issue un sang noir et corrompu, la partie coupée tomba en gangrène

Observation communiquée par M. Cadiat, interne des hôpitaux.

Le sieur X... entre à l'hôpital Saint-Antoine dans le mois de juin 1872 à une heure de l'après-midi, le doigt indicateur coupé complètement par une scie circulaire, au niveau de la tête de la première phalange.

M Faure, qui était de garde, eut l'idée de tenter le recollement, et envoya chercher immédiatement le doigt resté à l'atelier; on en nettoya les surfaces de section et après avoir réuni par des sutures métalliques, le bout coupé au tronc, on appliqua une série de cataplasmes chauds.

Le lendemain, vingt-quatre heures environ après l'accident, on posa une sangsue sur l'extrémité du doigt, celle-ci se remplit de sang de même qu'une seconde et une troisième. La circulation paraissait s'être rétablie dans le doigt. Il était chaud et vivant. C'est alors qu'on changea le pansement : les cataplasmes chauds pour des compresses froides de vin aromatique. Dès le lendemain on vit un changement très-accusé; le doigt était froid et prenait une teinte livide. Un jour après, il n'y eut plus de doute la vie était éteinte complètement; il fallut ôter les sutures et enlever le doigt.

Observation communiquée par le Dr Bastien.

Constant Cheni, 20 ans, garçon fruitier.

Le 31 novembre, en fendant du bois, s'est coupé en travers l'index de la main gauche à la réunion du tiers supérieur avec les deux tiers inférieurs de la deuxième phalange.

Le pansement a été fait environ deux heures après l'accident. Après avoir lavé avec soin le bout coupé avec de l'eau chaude pour le débarrasser de la poussière qui le recouvrait, la coaptation a été faite le plus exactement possible, et la réunion a été maintenue au moyen de feuilles de ouate extrèmement minces qui ont été superposées les unes sur les autres comme des bandelettes de diachylon.

Le doigt a été ensuite placé sur une mince et petite attelle courbe, et enveloppé, ainsi que la main, dans une nouvelle couche dè ouate assez épaisse.

Quarante-huit heures après l'application de l'appareil, le coton et la petite attelle ont été enlevés avec soin. La partie coupée tenait parfaitement, elle était chaude; la peau était noirâtre à la surface dorsale et l'épiderme soulevé dans plusieurs points; la peau à la partie inférieure avait en partie conservé sa couleur; j'appliquai de nouveau la ouate et la petite attelle. Deux jours après, (quatre jours après l'accident), l'appareil a été défait entièrement. Le bout coupé semblait tenir solidement, il était noir et avait néanmoins conservé sa chaleur. L'épiderme était entièrement décollé même à la région inférieure. Bien que tout semblât indiquer un sphacèle plus ou moins complet, cependant il n'y avait pas la moindre odeur et le doigt avait conservé sa chaleur, à la région dorsale l'adhésion du derme ne s'était pas bien faite, mais elle avait à la surface inférieure.

Pour cause de ces phénomènes de décollement de l'épiderme et de manque d'adhésion du derme, je me suis décidé à arracher le bout coupé; j'ai été surpris de trouver une résistance très-grande, une adhérence très-solide s'était produite sur toute la surface de section, excepté à la partie dorsale du derme, les os eux-mêmes semblaient réunis. Cette adhésion était produite par un tissu mou et rougeâtre qui ne m'a pas paru être de la fibrine coagulée, mais une première étape de la cicatrisation des plaies.

L'arrachement a été très-douloureux et a été suivi d'un écoulement de sang noir venant surtout d'un tissu mou de nouvelle formation.

Cette tentative, bien qu'ayant duré quatre jours, n'a modifié en rien la marche de la cicatrisation qui a été régulière.

Observation du même.

Mme Gauthier, bouchère, 70 ans.

Le 3 décembre, en découpant sa viande, elle s'est coupée obliquement (en bec de flûte), la première phalange de l'index droit. La section commence quelques millimètres au-dessous de l'articulation (côté externe), de la deuxième phalange avec la troisième, et aboutit au bord interne de l'ongle. Dans les deux tiers environ de la phalange du doigt et une partie de l'os (tiers inférieur environ), la section était nette et coupée à l'emporte-pièce.

La malade était venue à ma consultation sans le bout coupé, je l'ai envoyée le chercher, et ce n'est que deux heures environ après l'accident que j'ai pu faire le pansement. La coaptation des surfaces de section s'est faite facilement et très-exactement; des couches minces de ouate très-fine ont été appliquées comme moyen de suture.

Une petite attelle de bois très-mince et une couche de ouate très-épaisse ont ensuite été appliquées sur le doigt et sur la main, et le membre assujetti dans l'immobilité absolue.

L'appareil a été levé trois jours après, le bout coupé était chaud; il y avait adhésion sur toute la surface de section, moins sur une partie du derme cutané. L'épiderme était entièrement décollé, le derme rouge noir et livide, il n'y avait pas d'odeur. Le succès me paraissant incertain malgré les adhérences, j'ai arraché les lambeaux; il m'a fallu faire un effort assez violent pour rompre l'adhésion qui régnait dans toute l'étendue de la surface de section, et qui était produite par une substance rouge et molle adhérant très-intimement aux parties.

La malade a souffert beaucoup pendant cet arrachement qui a été suivi d'un écoulement de sang noir. La plaie a été traitée l'ordinaire et la cicatrisation s'est faite sans accident.

Observation du même.

Pendant l'année 1853 j'ai observé, dans le service de M. Malgaigne, à l'hôpital Saint-Louis, un cas du même genre : Un jeune homme de 20 ans environ, s'était présenté à la visite de M. Malgaigne, avec le pouce droit coupé très-nettement un peu au-dessous de l'articulation de la deuxième phalange. Ce jeune homme était de Boulogne-sur-Seine, près Paris : le bout coupé était resté dans l'atelier et tombé dans la poussière, ce qui n'a pas empêché M. Malgaigne de l'envoyer chercher. Le jeune homme est revenu plusieurs heures après. Le bout coupé était couvert de poussière, il a fallu le laver avec soin avant de le réappliquer.

Nous suivions cette observation avec soin et nous croyions à un succès complet, lorsque sept, ou huit jours après, le malade a été pris du tétanos. On s'est empressé d'ôter l'appareil, et on a constaté une réunion incomplète. Si nos souvenirs sont exacts, c'est surtout la partie inférieure qui avait contracté des adhérences, qui s'étaient maintenues jusqu'à la levée de l'appareil. Ces adhérences tenaient beaucoup; c'est le souvenir d'une réunion incomplète qui m'a engagé dans ces derniers temps à faire les deux tentatives dont je viens de parler plus haut.

Le malade de M. Malgaigne est mort du tétanos, mais je ne pense pas qu'il faille attribuer ce tétanos à la tentative de réunion qui a été faite.

Il s'est écoulé trois ou quatre heures entre le moment de l'accident et celui de l'application de l'appareil; autant que je puis me le rappeler, c'est pendant l'hiver que cette tentative a été faite.

BIBLIOGRAPHIE

Liste des cas de doigts, nez et oreilles entierement coupés et suivis de guérison (1).

AGONGE. Doigt. Bul. Faculté de médecine de Paris, t. VI, p. 50. (fait douteux).

*BARTHÉLEMY. Doigt. Journ Uni. et hebd. 1831, p. 15. — Velpeau, Méd. op., p. 619.

id. Doigt. Journ. Univ. et hebd. 1831, p. 15.

id. Nez. Journ. Univ. et hebd. 1831, p. 16.

id. Doigt. id.

*BÉRENGER-FERAUD. (père) Nez. Gaz. des hôpitaux, 1870. n° 53.

*BÉRENGER-FERAUD. Doigt. Bulletin général de thérap. t. LXXIII, p. 454.

BARDET. Doigt. (Annuaire de la Société de médecine de l'Eure, 1812, p. 117.)

BUSCH Doigt. Magaz. de Rust, vol. VI, cah. 2, p. 332.

*BAILEY. Doigt. The Edinburgh medical and surgical journal, n° 11, 1815, p. 315.

BUSLEY. Doigt. Bul. Société anatomique, t. V.

BRAUN. Doigt. Mag. de Rust, XIV, p. 122.

BEESKOW. Doigt. Journal de Casper, 1825, n° 52, p. 825.

*BRIDENBACH. Nez. Velpeau. Méd. opér. t. I, p. 615.

*BLEGNY. Nez. Zodiac. Med. Gall. mars 1680, t. I, p. 75. — Velpeau, méd. op. T. I, p. 614. — Bull. Société anatomique, t. V.

BLEGNY et WINSEULT. Nez. Zodiac. Méd. Gall., idem.

*BEAU. Doigt. Arch. géné. méd., 1834, p. 42. — Bul. Soc. anat. 1834.

*BALFOUR. Doigt. The Edinburgh medical and surgica.l Journal. n° 10, 1814, p. 421. — Bul. de med. britannique, n° 1, p. 8.

*BERTRAND. Doigt. Journal méd. et chirur. pratique, t. III, p. 384.

BOSSU. Doigt. Jour. méd. et chir. prat, t. III, p. 178. — Thomson, Traité chir. inflam. 241.

*BONN. Doigt. Bull. Soc. anat., t. V, p. 94.

BEAUCHENE Doigt. — Follin. Pathol. chirur., t. I.

(1) Tous les faits précédés d'un astérisque se trouvent réunis, par le Dr Beranger-Féraud, dans la *Gaz. des hôp.* 1870. N° 53 et suivants.

BERT. Doigt. Thèse de Paris, 1863, p. 71.
CARLIZZI. Nez. Gaz. médicale, 1834, p. 634. Rappiccicatura curazione e total risaldamento di un naso mozzo eoi denti, 1833.
*CHELIUS. Nez. — Velpeau, Méd. opér., t. I, p. 616.
*CRUVEILHIER. Doigt. Arch. gén. méd. 1834, p. 50.
CARTONI. Nez. in Richter traduit en italien par Vacca.
CLOQUET. Doigt. Bulletin de l'Académie de médecine, 1837, p. 294.
*DESPRÉS. Doigt. Arch. gén de méd. 2e série., t. IV, 472. 1834.
*DIONIS. Nez. Bulletin Société anat. t. V, p. 95.
*DENNY. Doigt, Bul. gén. de thérap., t. XXXVIII, p. 42.
*DUBROCA. Doigt. Gaz. hôp. 1839. Gaz. méd. 1839.
*DELLA CELLA. Doigt. Annali universali de med., septembre 1833. Arch. gén. de méd. 2e série, t. IV, p. 131.
DUPUYTREN. Doigt. Bul. thérap. X, p. 246.
DUBRUEIL. Doigt. (Observation inédite).
*FLURANT. Doigt. — Pouteau. Œuvres post. t. II, p. 450. — Bul. Soc. anat., t. V, p. 93. — Revue médicale, 1830, t. IV. — Velpeau, Méd. opér., t. I.
*FIORAVENTI. Nez. Secrets de chirurgie, livre II. Bul. Soc. Anat. t. V, p. 95. — Velpeau, Méd. opér., t. I, p. 614.
*FERUSSAC. Doigt. Fait raconté dans le journal de Ferussac, février 1830. Bul. Soc. Anat., t. V, p. 93. — Velpeau, Méd. opér., t. I.
*GRAEFE. Doigt. Arch. gén. de méd. 2e série, t. IV, p. 83.
*GARENGEOT. Nez. Traité des op. de chirurg., t. III, p. 55.
Id Doigt. Traité des op., p. 56.
*GOSCHLER. Doigt. Viener medizinische Wochenschrift, août 1868; — Gaz. Hebd. 1867, p. 617.
*HERSTER. Doigt. Inst. chir. par II. sect. I. cap. XXXIII, p. 407. — Pouteau, œuvres post., t. II, p. 449. — Comp. chirurg., p. 468, — Bul. Soc. Ana. t. V. — Velpeau, Med. op. t. I.
*HOULTON. Doigt. The Lond. méd. repository, 21. mars 1829. — Gerson, Magazin der Auslœndischen litteratur, t. XI, p. 349. Arch. gén. méd., 1re série, t. II, p. 447.
HOFFACKER. Nez. Heidelberger Kllinische Annales, t. IV, 2e cahier, — p. 232. Gaz. méd., 1830, p. 403. — Journal de Méd. et Chir. prat., t. I, p. 372.
HOFFACKER. Nez. — Annales cliniques d'Heidelberg. Gaz. méd. — Journal de méd. et de chirurg., 1830, t. I, 372. — Velpeau, Méd. op., t. I.
Id. (4 cas) Nez. Annales cliniques. — Gaz. méd.

Id. (4 cas) Nez. Annales cliniques, 1836. Vol. II, cah. I. — Arch. gén. méd., 2e série, t. XIV, p. 91.

IMMISCH. Nez. Observations inédites.

JONES. Doigt. Gaz.Hôp., 1861, p. 487.

JOHN. Doigt. Medizinische Vereins Zeitung. 1837, n° 8.

JOBERT (de Lamballe), Oreille. Chirurgie plastique. 1849, p. 115.

Id. Doigt. id.

Id. et Cahen fils. Doigt. id.

*LAURENT. Oreille. Bibliot. méd. juillet 1820, p. 113. — Bul. Soc. anat. t. V.

*LEYSERI. Nez. Zodiac. Med. Gal. 1680. — Pul. Soci. anat., t. V, p. 95. — Bul. de thérap., t. X, p. 247.

LOUBET. Nez. Bul. soc. anat., t. V, p. 95.

*LAURENT. Doigt. Bul. Soc. anat., 11 novembre 1819.

*LESPAGNOL. Doigt. J. méd. de Leroux. — Bul. Soc. anat., t. V. p. 84. — Velpeau, Méd. op., t. I.

*LANDI. Doigt. Clinique chir. de l'hôpital de Sienne, 1860, p. 86.

LARIO. Doigt. Gerson, Magazin der Auslœendischen Literatur, t. V. p. 303.

LENTHOSSEK. Doigt. Medicinische Jahrbucher des Œsterreichischen Staates, t. VI, cah. II, p. 132.

LABOULBÈNE. Doigt. (Observations inédites).

LABORDE. Doigt. (Communication orale).

LAUGIER. Doigt. (Communication orale).

MARTHIENS. Doigt. Thèse de Lantilhac. Montpellier, 1848, p. 73.

*MORLEY. Doigt. Bul. gén. de thérap., t. XIX, p. 130,

MASSON. Doigt. Gaz. des Hôpitaux, 1861, p. 487.

*MAGNIN. Oreille. Recueil de mémoires de méd. et de chir. milit., t. VI, 1819, p. 394.— Bul. de la Faculté de méd., t. VI, p. 507. — Bul. Soc. an., t. V.

*MANNI. Oreille. Filiatre Sebezio, mai 1834. — Archiv. gén. de méd., 2e série, t. V, p. 300.— Gaz. méd., p. 634, 1834.

*MOLINELLI. Nez. Bul. soc. an., t. V, p. 95.— Velpeau, Méd. op., p. 615.

MARKIEWIEZ. Nez. Journal de Græefe et de Walther, vol. VII, p. 536.

MARLEY. Doigt. Gerson Mag. der Ausliendischen litteratur, t. I, p. 338.

NICHOLS. Nez. Gaz. des Hôp., 1861, p. 486.

NANNONI ANGELO. Nez. Trattato sulla simplicita di medicare.

*OLLIVARES. Doigt. Journ. des connaissances méd.-chir., 1848, p. 245.

OLLIER. Doigt. Société de Biol., 1859, p. 233.—Journal de physion. de Brown-Séquard. 1860.

*PIEDAGNEL. Doigt. Bul. Soc. anat., t. V, p. 82. —Rev. médicale 1830, t. IV, p. 403.

PICTET. Doigt. Bibl. brit., p. 473, sept. 1815.

PERCY. Nez. (Fait arrivé à Heidelberg, en 1815). Dict. des sciences méd., t. 36, art. Nez.

PETIT. Doigt. Voir les observations inédites.

PURMANNUM. Oreille. Chirurg. Lorbeekranz. Halberst, 1685.

PHARMACIE (Journal de) 1848. — Journal des connais. méd. chir., 1848, p. 114. Doigt.

PIORRY. Doigt. Comptes-Rendus de l'Académie de Médecine, 10 janvier 1837.

*REGNAULT. Oreille. Gaz. salutaire, 1774, n° 26, p. 4; — Velpeau. Méd. op., t. I, p. 617.

Id. Nez. Gaz. salut., 1774, p. 4.

Id. Doigt. Gaz. sanit. 1774; — Velpeau. Méd. op., t. I.

REGNAULT. Nez. Fait raconté par Barthelémy. Journal Univ. et hebd., 1831.

REQUIN. Doigt. Nélaton, Pathologie chirurgicale., t. I, p. 153.

*RENZI. Nez. Bul. thérap., t. X, p. 216.

*SOMMÉ. Doigt. Traité sur l'inflam., Paris, 1830, p. 12; — Revue méd. 1830., t. IV, p. 404; — Bul. Société anat., t. V, p. 81.

SCHOPPER. Doigt. In Froriep Notizen., t. XXXVIII, p. 270.

Id. Doigt. Id.

SMEETS. Doigt. (Observations inédites).

*TESTA Doigt. Bul. gén. de thérap., t. XV, p. 473.

*VELPEAU, Doigt. Méd. opér. t. I, p. 619; — Bul. de thérap., t. XXIX, p. 569.

*VIVEFOY. Doigt. Jour. des connais. méd. chir., 1849, n° 4.

*VERGELY. Doigt. Journal de méd. de Bordeaux, 1860.

VACCA. Doigt. Annotations à l'ouvrage de Richter.

*WIGORN. Doigt. Revue méd., t. IV, p. 417. 1830, — Bul. Soc. anat., t. V; — Velpeau, Méd. op., t. I, p. 618.

WALTER. Nez. Journal de Graefe et Walter., t. VIII, p. 521.

WIESMANN et HARLESS. Doigt. De coalitu partium. Lipsiæ, 1824. p. 19.

WIESMANN. Doigt. (2 cas) Id.

Paris. A. PARENT, imprimeur de la Faculté de Médecine, rue Mr-le-Prince, 3

LIBRAIRIE ADRIEN DELAHAYE.

Clinique chirurgicale. Mémoires de chirurgie et d'obstétrique, par le professeur F. Rizzoli, chirurgien en chef de l'hôpital-major de Bologne (Italie). Traduit de l'italien par le docteur R. Andreini. 1 fort vol. in-8, accompagné de 103 figures dans le texte. 12 fr.

Traité élémentaire de chirurgie, avec figures intercalées dans le texte, par le docteur Fano, professeur agrégé à la Faculté de médecine de Paris. 2 forts vol. in-8. Ouvrage complet. 25 fr.

Traité de pathologie interne, par S. Jaccoud, professeur agrégé à la Faculté de médecine de Paris, etc. 2e édition. 2 forts vol. in-8, avec figures et planches. Ouvrage complet. 25 fr.

Traité élémentaire d'histologie, par J. A. Fort, professeur libre d'anatomie à l'Ecole pratique; 2e édition, entièrement refondue. 1 beau vol. in-8 de plus de 700 pages, avec 500 figures intercalées dans le texte. Prix de l'ouvrage complet. 14 fr.

Traité clinique des maladies aiguës des organes respiratoires, par E. J. Woillez, médecin de l'hôpital Lariboisière. 1 vol. in-8, accompagné de 93 figures dans le texte et de 8 planches coloriées; le volume cartonné. 14 fr.

Traité des fractures non consolidées, ou pseudarthroses, par le docteur Berenger-Féraud. 1 vol. in-8 avec figures dans le texte. 10 fr.

Traité des maladies de l'estomac, de W. Brinton, traduit par le docteur Riant, précédé d'une Introduction par le professeur Lasègue. 1 vol. in-8 avec figures dans le texte; le vol. cart. en toile. 7 fr.

Traité des maladies de l'oreille, par A. de Troeltsch, professeur à la Faculté de médecine de Vürzbourg, traduit par les docteurs Kuhn et Lévi. 1 vol. in-8 avec figures; le vol. cart. en toile. 8 fr. 50

Leçons sur le traitement des maladies chroniques en général, et des affections de la peau en particulier, par l'emploi comparé des eaux minérales, de l'hydrothérapie et des moyens pharmaceutiques, professées à l'hôpital Saint-Louis par le docteur Bazin, rédigée publiées par E. Maurel, interne des hôpitaux, revues par le professeur· 1 vol. in-8; cartonné en toile. 8 fr.

Des paralysies des muscles moteurs de l'œil, par A. von Graefe, professeur d'ophthalmologie à l'Université de Berlin, traduit par A. Sichel, revu par le professeur. 1 vol. in-8. 3 fr. 50

Traité clinique et pratique des maladies puerpérales suites de couches, par le docteur Hervieux, médecin de la Maternité de Paris. 1 fort vol. in-8 avec figures dans le texte; le vol. cart. en toile. 16 fr.

Physiologie du système nerveux cérébro-spinal, d'après l'analyse physiologique des mouvements de la vie, par le docteur E. Fournié, médecin adjoint à l'Institut des sourds-muets. 1 fort volume in-8, cart. en toile. 12 fr.

Étude clinique sur les ulcérations anales, par J. Péan, chirurgien des hôpitaux de Paris, et L. Malassez, interne des hôpitaux. 1 vol. in-8 avec figures et planches coloriées. 6 fr.

www.ingramcontent.com/pod-product-compliance
Ingram Content Group UK Ltd.
Pitfield, Milton Keynes, MK11 3LW, UK
UKHW020233220726
13923UKWH00002B/631

9 782019 293444